日本サルコペニア・フレイル学会
Japanese Association on Sarcopenia and Frailty

サルコペニア診療ガイドライン2017年版

一部改訂

Clinical Guidelines for Sarcopenia 2017 - Revised Edition

編集 サルコペニア診療ガイドライン作成委員会

ライフサイエンス出版

目次

サルコペニア診療ガイドライン一部改訂の経緯

2017年12月，日本サルコペニア・フレイル学会と国立長寿医療研究センターが中心となって「サルコペニア診療ガイドライン」を発表してから，さまざまな診療現場および地域において本ガイドラインが活用されてきたと信じています。その後2018年10月に，European Working Group on Sarcopnia in Older People（EWGSOP）がその診断基準の改訂を発表し，2019年1月に「Age and Ageing」に報告しています（EWGSOP2）。このEWGSOP2による改訂は，サルコペニアの診断は握力測定を入り口として，身体機能低下は重症度判定に用いるとの考え方によるもので，この点が2010年のEWGSOPによるコンセンサスとの違いといえます。

わが国を含むAsian Woking Group for Sarcopenia（AWGS）は，2014年にサルコペニアの診断基準を「Journal of the American Medical Directors Association」に発表し，その後，毎年アジア・フレイル・サルコペニア学会において診断基準に関する議論を継続してきました。このほど，AWGSによる発表から5年目を迎えることから診断基準の改訂を行うこととなりました。改訂にあたって，2019年1月に名古屋で議論を開始し，その後5月に香港での議論を経て，10月24日台北市で行われた「第5回アジア・フレイル・サルコペニア学会」において発表しました（AWGS2019）。

AWGS2019による改訂を受けて，われわれ「サルコペニア診療ガイドライン作成委員会」で検討した結果，本ガイドラインも診断基準の改訂を行うべきであるとの合意に達したため，診断基準を中心とする一部改訂を行うこととなりました。今回の診断基準の改訂により，より多くの医療現場においてサルコペニアの診断が進むことを期待しています。

今回の一部改訂における要点は以下のとおりです。

- 新たなサルコペニア診断基準（AWGS2019）について，解説を加え，診断基準（図1）を変更しました。
- 第1章CQ1　サルコペニアの定義は？：「表1　サルコペニアの定義における各研究グループの骨格筋量，筋力，身体機能の扱い」において，AWGS2019，EWGSOP2を追記しました。
- 第1章CQ3　サルコペニア，サルコペニア肥満のスクリーニング方法・診断方法とは？：「表2　サルコペニアの診断におけるカットオフ値の比較」において，AWGS2019，EWGSOP2を追記しました。

2019年12月

サルコペニア診療ガイドライン作成委員長
日本サルコペニア・フレイル学会代表理事
国立長寿医療研究センター理事長
荒井 秀典

サルコペニア診断基準（AWGS2019）について

2019年10月にAWGSの診断基準が改訂されたことを受けて，本ガイドラインにおいても改訂内容を反映させることとした。

図１[1]にAWGS2019の診断アルゴリズムを示す。

なお，本稿では2014年に発表した診断基準をAWGS2014，今回の改訂版をAWGS2019と記載し，解説する。

改訂のポイント

今回の改訂のポイントは以下のとおりである。

1. 地域やプライマリケアの現場で骨格筋量を測定することが困難であることから，AWGS2019では，骨格筋量の診断装置なしでサルコペニアのスクリーニング・診断を行い，必要な介入を早期から開始するために，サルコペニアのリスクがある対象者を簡便に特定する方法を推奨した。具体的には，筋力（握力）低下または身体機能（5回椅子立ち上がりテスト：5 Chair Stand; 5CS）低下によって「サルコペニアの可能性あり」と診断できることとした。
2. 骨格筋量の測定が可能な診療施設・研究施設では，基本的にAWGS2014の診断基準を踏襲し，サルコペニア，重症サルコペニアの定義を明確にした。
3. 身体機能の評価方法として，通常歩行速度に加え，5CS，Short Physical Performance Battery（SPPB）を追加し，歩行速度のカットオフ値を0.8m/秒以下から1.0m/秒未満へ変更した。また，5CS 12秒以上，SPPB 9点以下を身体機能低下とし，これら3つの測定法のうちいずれの方法で身体機能を評価しても可とした。
4. 握力低下のカットオフ値は，女性は18kg未満のままであるが，男性は26kg未満から28kg未満とした。
5. EWGSOP2同様，サルコペニアのリスクの高い対象者を特定するための症例の抽出（case finding）を設定した。EWGSOP2により推奨されているSARC-F（表）[2]に加え，下腿周囲長（Calf Circumference; CC）と，これらを組み合わせたSARC-CalFを推奨した。

解説

AWGS2019（図１）[1]は，地域・プライマリケア現場，または病院および研究施設など，さまざまな医療現場で使用するためのプロトコルとなっている。

まず，一般の診療所や地域においては，CC，SARC-F，SARC-CalFで症例の抽出を行い，握力が男性28kg未満，女性18kg未満，または5CSが12秒以上の場合に「サルコペニアの可能性あり」と診断することができる。AWGS

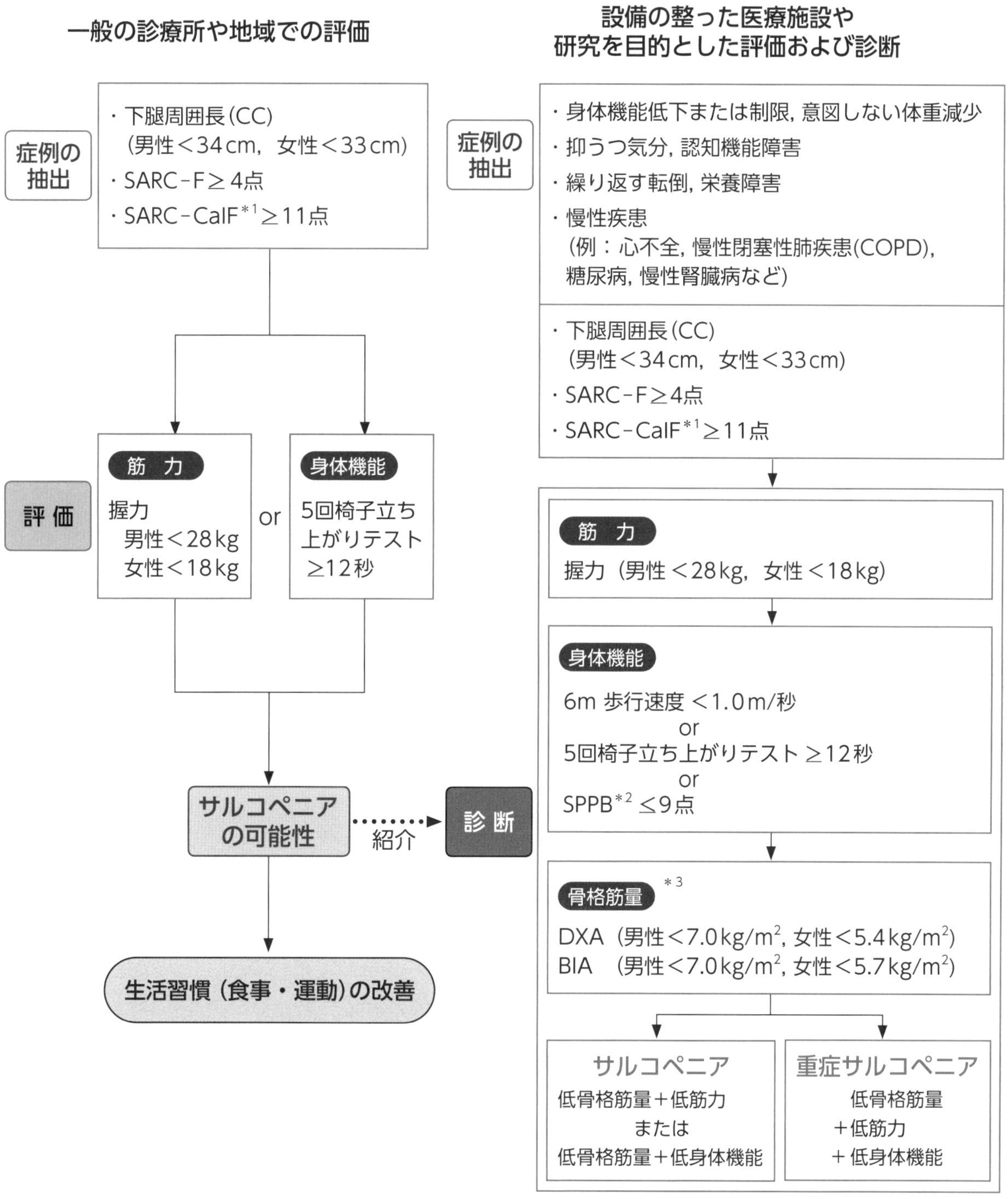

図 1　AWGS2019 によるサルコペニアの診断アルゴリズム

＊1　SARC-CalF：CC と SARC-F を組み合わせた指標で，CC がカットオフ値（男性：34cm 未満，女性：33cm 未満）の場合に，SARC-F のスコアに10点を追加して評価する。

＊2　SPPB（Short Physical Performance Battery）：簡易身体機能バッテリーで，測定項目はバランステスト，歩行速度，椅子立ち上がりテストの3つからなる。各テストの点数を合計し，0 ～ 12点で評価する。0 ～ 6点：低パフォーマンス，7 ～ 9点：標準パフォーマンス，10 ～ 12点：高パフォーマンス

＊3　骨格筋量については，BMI で補正する FNIH（Foundation for the National Institutes of Health）基準も使用可能とする（ただし DXA のみ）。カットオフ値：男性0.789kg/BMI 未満，女性0.512kg/BMI 未満。
DXA（Dual-energy X-ray Absorptiometry），BIA（Bioelectrical Impedance Analysis）

Chen LK, et al. J Am Med Dir Assoc 2020; 21: 300-7. e2.

表　SARC-F

内容	質問	スコア
握力 (Strength)	4～5 kgのものを持ち上げて運ぶのがどのくらいたいへんですか	全くたいへんではない＝0 少したいへん＝1 とてもたいへん，または全くできない＝2
歩行 (Assistance in walking)	部屋の中を歩くのがどのくらいたいへんですか	全くたいへんではない＝0 少したいへん＝1 とてもたいへん，補助具を使えば歩ける，または全く歩けない＝2
椅子から立ち上がる (Rise from a chair)	椅子やベッドから移動するのがどのくらいたいへんですか	全くたいへんではない＝0 少したいへん＝1 とてもたいへん，または助けてもらわないと移動できない＝2
階段を昇る (Climb stairs)	階段を10段昇るのがどのくらいたいへんですか	全くたいへんではない＝0 少したいへん＝1 とてもたいへん，または昇れない＝2
転倒 (Falls)	この1年で何回転倒しましたか	なし＝0　　1～3回＝1　　4回以上＝2

Malmstrom TK, Morley JE. J Am Med Dir Assoc 2013; 14: 531-2.

2019はこの時点で，食事・運動などの生活習慣の改善を推奨しているが，確定診断のために医療機関や専門病院に紹介することも推奨している。

設備の整った医療施設や研究を目的とした評価においては，症例の抽出を行うとともに，AWGS2014と同様に，筋力，身体機能，骨格筋量によりサルコペニアを診断する。ただし，AWGS2019では，上記の改訂のポイントに示したような修正点があることに留意すべきである。また，診断に加えて，医療専門家により原因，特に可逆的な原因を精査し，適切な個別介入プログラムを提供することを推奨している。

なお，診断を行うべき対象者の年齢は65歳以上を原則としているが，さまざまな疾患により65歳未満でも基準を満たす対象者がおり，治療を必要としている可能性があることから，65歳未満でもサルコペニアの診断は可能である。また，脳卒中やパーキンソン病のような病態の場合，AWGS2019の診断基準を適用することには慎重であるべきである。関節疾患や急性疾患などにより上記の検査施行が困難な場合には，検査の適用を慎重に考えていただきたい。

1）症例の抽出

症例の抽出は，サルコペニアのリスクの高い対象者を特定するためのスクリーニングと考えてよい。システマティックレビューの結果，症例の抽出にはCCと，SARC-FおよびSARC-CalFが推奨されている。

CCは，サルコペニアまたは低骨格筋量の予測に中等度以上の特異性を示した。報告されたCCのカットオフ値は男性で32～34cm，女性は32～33cmであったが，感度を上げるため男性では34cm未満，女性では33cm未満を採用した。

SARC-F（表）[2]は5つの要素を評価する指標であり，スコア4点以上は

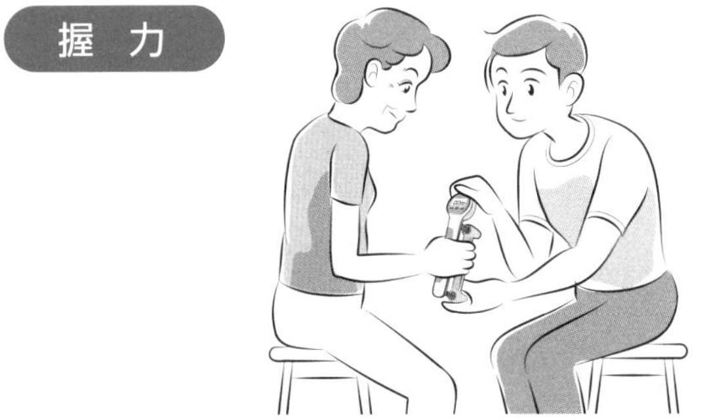

握力：両手または利き手で2～3回ずつ測定し，最大値を採用する。測定機器については問わないが，Jamar握力計が推奨される。坐位で上肢は肘関節を直角にして体幹近くに置き，握力計を検者が支持して被検者が握力計の重さを感じないように測定することを基本とするが，立位，上肢伸展位での測定も可とする。

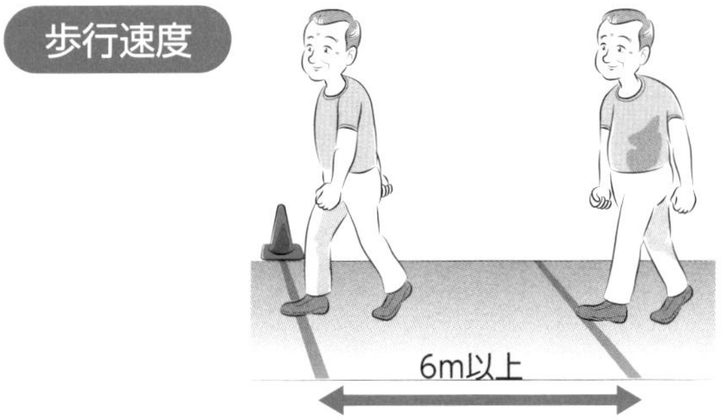

歩行速度：加速，減速を除く，通常歩行速度を4m以上の歩行により評価することが望ましい。すなわち，6m以上のスペースを確保し，0mから6mまで歩行し，1mから5mまでの4m歩行に要する時間を測定し，2回の平均値を採用する。

図2　**握力，歩行速度の測定法**

サルコペニアの可能性が高い。SARC-FとCCを組み合わせたSARC-CalFは，スコア11点以上で，サルコペニアの可能性が高い。SARC-CalFにおける評価は，CCのカットオフ値が男性34cm未満，女性33cm未満の場合にSARC-Fのスコアに10点加えるものとする。なお，Barbosa-Silvaら[3)]による論文では，CCは男性34cm以下，女性33cm以下の場合に10点を加えるとなっているが，本ガイドラインでは症例の抽出における基準に合わせることとする。

このようにサルコペニアのリスクが高い対象者に対して，次のステップに進む。

2) 骨格筋量の測定

AWGS2019では，サルコペニアの確定診断のためには骨格筋量を測定し，その測定法はDXAまたはBIAの使用を推奨している。

低骨格筋量のカットオフ値は，DXAを用いた場合，男性で7.0kg/m^{2}未満，女性で5.4kg/m^{2}未満，BIAを用いた場合，男性で7.0kg/m^{2}未満，女性で5.7kg/m^{2}未満であり，AWGS2014と同じカットオフ値である。また，BMIで補正するFNIH基準も使用可能とし，男性では0.789kg/BMI未満，女性では0.512kg/BMI未満をカットオフ値とした（ただしDXAのみ）。

3) 筋力

AWGS2019においても筋力の評価のためには握力を測定することを推奨している。アジアで最も頻繁に使用されるデバイスは，スプリング式握力計（Smedley：スメドレー型）であり，続いて油圧式握力計（Jamar：ジャマー型）であった。ジャマー型握力計を使用した場合，坐位で肘を直角に曲げて測定し（図2），スメドレー型握力計を使用する際には，立位で肘を完全に伸ばして測定する。両手または利き手で2～3回ずつ測定し，最大値を採用する。

今回の改訂にあたり，アジアのコホート研究で集積された26,344人のデータ[4]から，65歳以上21,984人（男性：10,273人，女性：11,711人）について解析した結果に基づき，低筋力の基準は握力で男性28kg未満，女性18kg未満とした。AWGS2014と比べて，男性の基準が2kg引き上げられることとなり，サルコペニアの基準を満たす症例が増えることが予想される。

4）身体機能

AWGS2019では，アジア人を対象としたシステマティックレビューの結果に基づいて，SPPB，通常歩行，5CSのいずれかの方法を用いて低身体機能を評価することを推奨している。

通常歩行では動的なスタートから減速せずに通常のペースで少なくとも4mを歩くのにかかる時間を測定し，2回の平均値を採用する（図2）。今回の改訂にあたり，アジア人において歩行速度の1st quintileと2nd quintileの境界が約1.0m/秒であることから，歩行速度低下のカットオフ値を0.8m/秒以下から1.0m/秒未満へ変更した。

また，EWGSOP2ではSPPBのカットオフ値は8点以下であるが，アジア人においては9点以下が最も適切と判断されたため，AWGS2019ではSPPBのカットオフ値は9点以下を採用した。

さらに，1.0m/秒の歩行速度に対応する5CSの値は11.6秒であった。したがって，AWGS2019では，低身体機能のカットオフ値として5CS 12秒以上を推奨している。

文献

1）Chen LK, Woo J, Assantachai P, et al. Asian Working Group for Sarcopenia: 2019 Consensus Update on Sarcopenia Diagnosis and Treatment. J Am Med Dir Assoc 2020; 21: 300-7. e2.

2）Malmstrom TK, Morley JE. SARC-F: a simple questionnaire to rapidly diagnose sarcopenia. J Am Med Dir Assoc 2013; 14: 531-2.

3）Barbosa-Silva TG, Menezes AM, Bielemann RM, et al. Grupo de Estudos em Composição Corporal e Nutrição (COCONUT). Enhancing SARC-F: improving sarcopenia screening in the clinical practice. J Am Med Dir Assoc 2016; 17: 1136-41.

4）Auyeung TW, Arai H, Chen LK, et al. Normative data of handgrip strength in 26344 older adults: a pooled dataset from Eight Cohorts in Asia. J Nutr Health Aging 2020; 24: 125-6.

サルコペニア診療ガイドライン作成にあたって

加齢に伴って骨格筋量が減少する病態として「サルコペニア」がRosenbergにより提唱されてから，約30年が経過しました。その間，サルコペニアの病因，疫学に関する研究が進み，サルコペニアの概念が構築され，2010年European Working Group on Sarcopenia in Older People（EWGSOP）により初めてサルコペニア診断のアルゴリズムが発表されました。その後，多くの領域においてサルコペニアの診断がなされるようになり，注目度が高まったと思います。すなわち，サルコペニアは高齢者においてその健康寿命を脅かすだけではなく，様々な疾患に関連し，その予後に影響を与えることが明らかとなってきました。さらに2016年10月1日にはサルコペニアがICD－10のコード（M62.84）を取得し，独立した疾患として認識されるに至りました。このような背景から，日本サルコペニア・フレイル学会において診療ガイドラインを作成することが決定され，2016年3月にサルコペニア診療ガイドライン作成委員会が組織されました。

本診療ガイドラインではClinical Questionを設定し，それに基づく検索式からシステマティックレビューを行い，作成しました。その後，外部委員による査読，パブリックコメントを経て，最終的に診療ガイドラインとしてまとめました。なお，本診療ガイドラインは，現時点における標準的な診療情報の提供であり，個々の症例における診断・治療の最終的な判断は医師と患者の合意形成に従うものであることを改めてご認識いただいたうえで，ご活用いただければ幸いです。

委員会を代表して，貴重なコメントをいただいた方々に深謝するとともに，本診療ガイドラインが日常診療においてお役に立つことを祈念します。

2017年12月

日本サルコペニア・フレイル学会代表理事
荒井 秀典

サルコペニア診療ガイドラインについて

■対象と目的

わが国においてはますます高齢化が進み，加齢に伴って増加する疾患，病態の重要性が高くなっている。加齢とともに骨格筋量は減少し，筋力は低下するが，骨格筋量とともに筋力や歩行速度など機能的な低下も認められる。このような加齢に伴う骨格筋量の減少をサルコペニアと呼ぶことが1989年にRosenbergにより提唱された。サルコペニアは，日常生活活動（ADL）の低下，フレイル，転倒・骨折，入院，施設入所，死亡などとの関連が明らかとされ，その診断・治療に対する関心が世界的に高まっている。

最初にサルコペニアの診断基準を提唱したのはEuropean Working Group on Sarcopenia in Older People（EWGSOP）であり，彼らはサルコペニアを「筋量と筋力の進行性かつ全身性の減少に特徴づけられる症候群で，身体機能障害，QOL低下，死のリスクを伴うもの」と定義し，筋量減少，筋力低下，身体機能低下から構成される臨床的な診断手順を示した。その後，Asian Working Group for Sarcopenia（AWGS）によりアジア人のための診断基準が提唱され，わが国においてもサルコペニアの診断が地域，臨床現場，介護施設などで行われるようになってきた。

しかしながら，現在までのところサルコペニアに関する診療ガイドラインが存在しないため，診療現場で十分な対応ができない状況である。そこで今回，日本サルコペニア・フレイル学会において「サルコペニア診療ガイドライン作成委員会」を設置し，システマティックレビューを行うことによってサルコペニア診療ガイドラインを策定することとした。本診療ガイドラインによりサルコペニアの診断，治療が適切になされることを期待する。なお，本診療ガイドラインの適用となるのは，病院において診療を受けている方だけでなく，地域在住の方々も対象となりうる。

■利害関係者の参加

本診療ガイドライン作成委員会は，日本サルコペニア・フレイル学会会員を中心に構成されている。各委員の専門分野は，老年医学，整形外科学，社会学，疫学，リハビリテーション学，スポーツ科学である。診療ガイドラインの草稿は，日本老年医学会，日本整形外科学会，日本リハビリテーション医学会，日本肝臓学会，日本体力医学会，日本リハビリテーション栄養学会，日本骨粗鬆症学会，日本臨床栄養学会，日本転倒予防学会による外部査読を受けた。また，診療ガイドラインの利用者としては，医師，看護師，薬剤師，管理栄養士，理学療法士，作業療法士などの医療専門職を中心に想定しているが，介護職による活用も視野に入れている。

■作成の厳密さ

診療ガイドライン作成にあたっては，委員全員の合議によりClinical Question (CQ)が作成され，それに基づき検索式が立てられ，PubMed, Cochrane Library，医中誌の3つのデータベースを用いてシステマティックレビュー (SR)が行われた。すべての検索，文献選択の経過は，CQごとにPRISMA声明 (Preferred Reporting Items for Systematic Reviews and Meta-Analyses: The PRISMA Statement. PLoS Med 2009: 6 (7) : e1000097.)のフローダイアグラムを改変したフローチャートを用いた。エビデンスレベル，推奨レベルについては委員3分の2以上の賛同が得られるまで，修正を繰り返し，コンセンサスとした。

なお，「第3章：サルコペニアの予防」と「第4章：サルコペニアの治療」は，診療ガイドライン作成の国際標準様式であるGRADE (Grading of Recommendations Assessment, Development and Evaluation) systemを用いて行った。

最初にサルコペニアの予防と治療に関するCQを作成した。CQの重要度は，重大 (9～7)，重要 (6～4)，重要でない (3～1)の9段階に分類した。このうち，重大なアウトカムと重要なアウトカムについてシステマティックレビューとメタアナリシスを行った。

システマティックレビューとメタアナリシスは，CQごと，およびアウトカムごとに行った。メタアナリシスでは，Cochrane Review Manager (RevMan5) software ver.5.3 (http://tech.cochrane.org/revman)を用いた。メタアナリシスに組み入れた論文のアウトカムについて，それぞれ2～3名のシステマティックレビュー作成委員がエビデンスの質を評価した。2～3名の評価が異なった場合には，議論して結論を出した。エビデンスの質の評価はhigh (高い)，moderate (中)，low (低い)，very low (非常に低い)の4段階に分類した。ランダム化比較試験 (RCT)の場合，エビデンスの質はhigh (高い)から開始して，グレードを下げる5要因を評価して，エビデンスの質を決定した。グレードを下げる5要因は，バイアスのリスク (risk of bias)，非一貫性 (inconsistency)，非直接性 (indirectness)，不精確さ (imprecision)，出版バイアス (publication bias)である。一方，観察研究の場合，エビデンスの質は low (低い)から開始して，グレードを上げる3要因である，効果が大きい (large magnitude)，用量反応勾配 (dose response gradient)，交絡因子が効果を減弱させる方向に働いている (confounders)も評価した。

以上によりエビデンスの質を決定した後，システマティックレビューとメタアナリシスの結果について，Summary of finding table (SoF table)と

GRADE Evidence Profileを作成した。これらの表の作成には，GRADEpro GDT（http://gdt.guidelinedevelopment.org/）を用いた。

その後にエビデンスの質から推奨を作成した。推奨には，推奨の方向，推奨の強さ，エビデンスの確信性の3つの要素がある。推奨の方向はその推奨を行うか否かである。推奨の強さは強いか弱いかである。エビデンスの確信性はhigh（高い），moderate（中），low（低い），very low（非常に低い）のいずれかである。推奨の方向と強さは，両者の組み合わせで4つに分類されるが，推奨の方向と強さについての確信性の程度は連続体ではあるが，エビデンスを十分に吟味した結果，委員会としての総意をもとに推奨を決めたものもあることにご留意いただきたい。

なお，本診療ガイドラインは5年後をめどとして改訂を行う予定である。日本サルコペニア・フレイル学会会員を中心に委員の選定を行う。

■編集の独立性

本診療ガイドラインは国立研究開発法人国立長寿医療研究センターの資金提供により作成されたが，資金提供者の見解は診療ガイドラインの内容に影響を及ぼさない。また，診療ガイドライン作成グループメンバーの利益相反を記載した。

2017年12月

サルコペニア診療ガイドライン作成委員会

サルコペニア診療ガイドライン2017年版 作成委員の利益相反（COI）

サルコペニア診療ガイドライン2017年版 作成委員会では，作成委員とサルコペニア疾患および関連疾患に関与する企業との間の経済的関係につき，以下の基準で各委員より過去3年間の利益相反状況の申告を得た（対象期間は2014年1月1日～2016年12月31日まで）。役員，顧問職の報酬など（一つの企業・団体から支払われた総額が年間100万円以上），株の保有とその株式から得られる利益（一つの企業の1年間の利益が100万円以上または当該全株式の5%以上の保有），特許権使用料として支払われた報酬（一つの特許使用料が年間100万円以上），講演料（一つの企業・団体から支払われた講演料・日当が年間合計50万円以上），原稿料（一つの企業・団体から支払われた原稿料が年間合計50万円以上），研究費（一つの臨床研究に対して支払われた総額が年間100万円以上），奨学（奨励）寄付金（一つの企業・団体から支払われた申告者個人または申告者が所属する講座・分野あるいは研究室に支払われた総額が年間100万円以上），企業などが提供する寄付講座（金額を問わず寄付講座に所属している場合），その他報酬（一つの企業・団体から受けた研究とは直接無関係な旅行，贈答品などの報酬が年間計5万円以上）。委員はすべて，「サルコペニア診療ガイドライン2017年版」の内容に関して，サルコペニア疾患および関連疾患の医療・医学の専門家あるいは専門医として，科学的および医学的公正さと妥当性を担保し，対象となる疾患の診療レベルの向上，対象患者の健康寿命の延伸・QOLの向上を旨として作成を行った。利益相反の扱いに関しては，日本医学会利益相反委員会「臨床研究のCOIマネージメントに関するガイドライン」に従った。申告された企業名は下記のとおりである。なお，中立の立場にある出版社や団体は含まない。

記

旭化成ファーマ株式会社，アステラス製薬株式会社，アストラゼネカ株式会社，アルケア株式会社，インターリハ株式会社，エーザイ株式会社，MSD株式会社，大塚製薬株式会社，小野薬品工業株式会社，花王株式会社，協和発酵キリン株式会社，株式会社クリニコ，株式会社クレドール，興和創薬株式会社，塩野義製薬株式会社，スキャンポファーマ合同会社，第一三共株式会社，大正富山医薬品株式会社，大日本住友製薬株式会社，武田薬品工業株式会社，田辺三菱製薬株式会社，中外製薬株式会社，株式会社ツクイ，株式会社ツムラ，帝人ファーマ株式会社，トヨタ自動車株式会社，日本イーライリリー株式会社，日本ベーリンガーインゲルハイム株式会社，ネスレ日本株式会社，ノバルティス ファーマ株式会社，バイエル薬品株式会社，ファイザー株式会社，ブリストル・マイヤーズ スクイブ株式会社，HOYA株式会社，持田製薬株式会社

サルコペニア診療ガイドライン作成組織

(1)ガイドライン作成主体

日本サルコペニア・フレイル学会
日本老年医学会
国立長寿医療研究センター

(2)ガイドライン統括委員会

氏　名	所属機関/専門分野	所属学会	作成上の役割
荒井秀典	国立長寿医療研究センター /老年医学	日本サルコペニア・フレイル学会/日本老年医学会	統括
秋下雅弘	東京大学/老年医学	日本サルコペニア・フレイル学会/日本老年医学会	統括
葛谷雅文	名古屋大学/老年医学	日本サルコペニア・フレイル学会/日本老年医学会	統括

(3)ガイドライン作成事務局

氏　名	所属機関/専門分野	所属学会	作成上の役割
佐竹昭介	国立長寿医療研究センター /老年医学	日本サルコペニア・フレイル学会/日本老年医学会	運営，経費

(4)ガイドライン作成グループ

氏　名	所属機関/専門分野	所属学会	作成上の役割
飯島勝矢	東京大学/老年医学	日本サルコペニア・フレイル学会/日本老年医学会	CQ作成，キーワード選択
遠藤直人	新潟大学/整形外科学	日本サルコペニア・フレイル学会/日本整形外科学会	CQ作成，キーワード選択
金　憲経	東京都健康長寿医療センター/公衆衛生学	日本サルコペニア・フレイル学会/日本老年医学会	CQ作成，キーワード選択
神﨑恒一	杏林大学/老年医学	日本サルコペニア・フレイル学会/日本老年医学会	CQ作成，キーワード選択
島田裕之	国立長寿医療研究センター/老年医学	日本サルコペニア・フレイル学会/日本老年医学会	CQ作成，キーワード選択
下方浩史	名古屋学芸大学/老年学	日本サルコペニア・フレイル学会/日本老年医学会	CQ作成，キーワード選択
杉本　研	大阪大学/老年医学	日本サルコペニア・フレイル学会/日本老年医学会	CQ作成，キーワード選択
鈴木隆雄	桜美林大学/老年学	日本サルコペニア・フレイル学会/日本老年医学会	CQ作成，キーワード選択
原田　敦	国立長寿医療研究センター/整形外科学	日本サルコペニア・フレイル学会/日本整形外科学会	CQ作成，キーワード選択

(5)システマティックレビューチーム

氏 名	所属機関/専門分野	所属学会	作成上の役割
小川純人	東京大学/老年医学	日本サルコペニア・フレイル学会/日本老年医学会	SR（第1，2章）
柴崎孝二	東京大学/老年医学	日本サルコペニア・フレイル学会/日本老年医学会	SR（第1，2章）
上林清孝	同志社大学/スポーツ科学	日本サルコペニア・フレイル学会/日本体力医学会	SR（第3章）
栗原俊之	立命館大学/スポーツ科学	日本サルコペニア・フレイル学会/日本体力医学会	SR（第3章）
藤本雅大	立命館大学/スポーツ科学	米国バイオメカニクス学会/国際姿勢歩行研究学会/日本バイオメカニクス学会	SR（第3章）
渡邊裕也	同志社大学/運動生理学	日本サルコペニア・フレイル学会/日本体力医学会	SR（第3章）
山田　実	筑波大学/保健学	日本サルコペニア・フレイル学会/日本予防理学療法学会	SR（第4章）
吉村芳弘	熊本リハビリテーション病院/リハビリテーション科学	日本サルコペニア・フレイル学会/日本静脈経腸栄養学会	SR（第4章）
若林秀隆	横浜市立大学/リハビリテーション科学	日本サルコペニア・フレイル学会/日本リハビリテーション医学会	SR（第4章）

(6)執筆協力者

氏 名	所属機関/専門分野	所属学会
田中友規	東京大学/老年医学	日本サルコペニア・フレイル学会/日本老年医学会

(7)外部評価委員会

氏 名	所属学会
田中　栄	日本整形外科学会
鈴木敦詞	日本骨粗鬆症学会
饗場郁子	日本転倒予防学会
井藤英喜	日本老年医学会
海老原覚	日本リハビリテーション医学会
新村　健	日本臨床栄養学会
石井好二郎	日本体力医学会
西口修平	日本肝臓学会
西岡心大	日本リハビリテーション栄養学会

（五十音順　所属は2017年12月現在）

略語一覧

略語	欧文	名称，語句
ADL	activities of daily living	日常生活動作
AWGS	Asian Working Group for Sarcopenia	アジア・サルコペニア・ワーキンググループ
BCAA	branched chain amino acids	分枝鎖アミノ酸
BIA	bioelectrical impedance analysis	生体電気インピーダンス法
BMI	body mass index	体格指数［体重（kg）/身長（m）^{2}］
CI	confidence interval	信頼区間
CKD	chronic kidney disease	慢性腎臓病
COPD	chronic obstructive pulmonary disease	慢性閉塞性肺疾患
CT	computed tomography	コンピュータ断層撮影法
CQ	clinical question	臨床疑問
DXA	dual energy X-ray absorptiometry	二重エネルギーX線吸収法
ESPEN	European Society for Clinical Nutrition and Metabolism	欧州臨床栄養代謝学会
EWGSOP	European Working Group on Sarcopenia in Older People	欧州サルコペニア・ワーキンググループ
FFM	fat free mass	除脂肪量（骨髄脂肪と細胞膜を含まない）
FNIH	Foundation for the National Institutes of Health	米国国立衛生研究所財団
HIV	human immunodeficiency virus	ヒト免疫不全ウイルス
HMB	beta-hydroxy-beta-methylbutyric acid	β-ヒドロキシ-β-メチル酪酸
IWGS	International Working Group on Sarcopenia	国際サルコペニア・ワーキンググループ
JSH	Japan Society of Hepatology	日本肝臓学会
LBM	lean body mass	除脂肪量
METs	metabolic equivalents	身体活動の強度を表す単位
MRI	magnetic resonance imaging	磁気共鳴画像診断法
mTOR	mammalian target of rapamycin	哺乳類ラパマイシン標的タンパク質
QOL	quality of life	生活の質
RCT	randomized controlled trial	ランダム化比較試験
SARM	selective androgen receptor modulator	選択的アンドロゲン受容体モジュレーター
SMI	skeletal muscle mass index	骨格筋指数
SSCWD	Society on Sarcopenia, Cachexia and Wasting Disorders	サルコペニア・悪液質・消耗性疾患学会
SPPB	short physical performance battery	簡易身体機能バッテリー

第1章

サルコペニアの定義・診断

CQ1 サルコペニアの定義は？

ステートメント

- サルコペニアは高齢期にみられる骨格筋量の減少と筋力もしくは身体機能（歩行速度など）の低下により定義される。

解説

サルコペニアは1989年にRosenbergによって提唱された概念で[1]，ギリシア語で筋肉を表すsarxと，喪失を意味するpeniaを組み合わせた造語である。当初は骨格筋量のみに注目した研究が多かったが，近年は骨格筋量減少に伴う機能低下の意義が重視されるようになり，様々な定義と基準が研究で用いられるようになった。

2010年にEWGSOP[2]から操作的定義が発表されたのに続いて，日本人を含むアジアの疫学データを基にしたAWGS[3]など，次々と各研究グループによる定義が発表された。基本的にはすべての定義が骨格筋量減少とそれによる機能低下から構成されており，骨格筋量はいずれの定義でも必須項目である。しかし，筋肉の機能については，定義によって筋力と歩行速度などの身体機能の両者あるいはどちらか一方のみを採用するものに分かれている（表1）。ただし，筋力については握力，身体機能については歩行速度の測定がいずれの定義でも採用されていることは将来の定義統一に向けて明るい材料である。

なお，サルコペニアの前段階をプレサルコペニアと呼ぶが，EWGSOP[2]は骨格筋量の減少のみで筋力や身体機能の低下を伴っていない状態

表1 サルコペニアの定義における各研究グループの骨格筋量，筋力，身体機能の扱い

研究グループ（文献番号）	骨格筋量減少	筋力低下	身体機能低下
AWGS2019 [11]	必 須	いずれか（両方低下の場合に重症サルコペニア）	
EWGSOP2 [10]	確定診断のため必須	必 須	追加項目（重症度判定に活用）
AWGS [3]	必 須	いずれか（測定は握力，歩行速度の両方）	
EWGSOP [2]	必 須	いずれか（測定は握力，歩行速度の両方）	
IWGS [5]	必 須	採用せず	必須（歩行速度）
FNIH [6]	必 須	必須（握力）	追加項目（歩行速度）
SSCWD [7]	必 須	採用せず	必須（歩行速度）
ESPEN-SIG [8]	必 須	採用せず	必須（歩行速度）
JSH [9]	必 須	必須（握力）	採用せず

グループ略称 EWGSOP: European Working Group on Sarcopenia in Older People, AWGS: Asian Working Group for Sarcopenia, IWGS: International Working Group on Sarcopenia, FNIH: Foundation for the National Institutes of Health, SSCWD: Society on Sarcopenia, Cachexia and Wasting Disorders, ESPEN-SIG: European Society for Clinical Nutrition and Metabolism-Special Interest Group, JSH: the Japan Society of Hepatology

をプレサルコペニアと定義している。また，必ずしも骨格筋量減少を伴わないが筋力低下をきたす病態をdynapeniaと呼ぶ考えもあり[4]，その場合，骨格筋量の測定は必須ではない。

文献

1) Rosenberg IH. Summary comments: Epidemiologic and methodologic problems in determining nutritional status of older persons. Am J Clin Nutr 1989; 50: 1231-3.
2) Cruz-Jentoft AJ, Baeyens JP, Bauer JM, et al. Sarcopenia: European consensus on definition and diagnosis: Report of the European Working Group on Sarcopenia in Older People. Age Ageing 2010; 39: 412-23.
3) Chen LK, Liu LK, Woo J, et al. Sarcopenia in Asia: consensus report of the Asian Working Group for Sarcopenia. J Am Med Dir Assoc 2014; 15: 95-101.
4) Manini TM, Clark BC. Dynapenia and aging: an update. J Gerontol A Biol Sci Med Sci 2012; 67: 28-40.
5) Fielding RA, Vellas B, Evans WJ, et al. Sarcopenia: an undiagnosed condition in older adults. Current consensus definition: prevalence, etiology, and consequences. International working group on sarcopenia. J Am Med Dir Assoc 2011; 12: 249-56.
6) McLean RR, Shardell MD, Alley DE, et al. Criteria for clinically relevant weakness and low lean mass and their longitudinal association with incident mobility impairment and mortality: the foundation for the National Institutes of Health (FNIH) sarcopenia project. J Gerontol A Biol Sci Med Sci 2014; 69: 576-83.
7) Morley JE, Abbatecola AM, Argiles JM, et al. Society on Sarcopenia, Cachexia and Wasting Disorders Trialist Workshop. Sarcopenia with limited mobility: an international consensus. J Am Med Dir Assoc 2011; 12: 403-9.
8) Muscaritoli M, Anker SD, Argilés J, et al. Consensus definition of sarcopenia, cachexia and pre-cachexia: joint document elaborated by Special Interest Groups (SIG) "cachexia-anorexia in chronic wasting diseases" and "nutrition in geriatrics". Clin Nutr 2010; 29: 154-9.
9) Nishikawa H, Shiraki M, Hiramatsu A, et al. Japan Society of Hepatology guidelines for sarcopenia in liver disease (1st edition) : Recommendation from the working group for creation of sarcopenia assessment criteria. Hepatol Res 2016; 46: 951-63.
10) Cruz-Jentoft AJ, Bahat G, Bauer J, et al. Sarcopenia: revised European consensus on definition and diagnosis. Age Ageing 2019; 48: 16-31.
11) Chen LK, Woo J, Assantachai P, et al. Asian Working Group for Sarcopenia: 2019 Consensus Update on Sarcopenia Diagnosis and Treatment. J Am Med Dir Assoc 2020; 21: 300-7. e2.

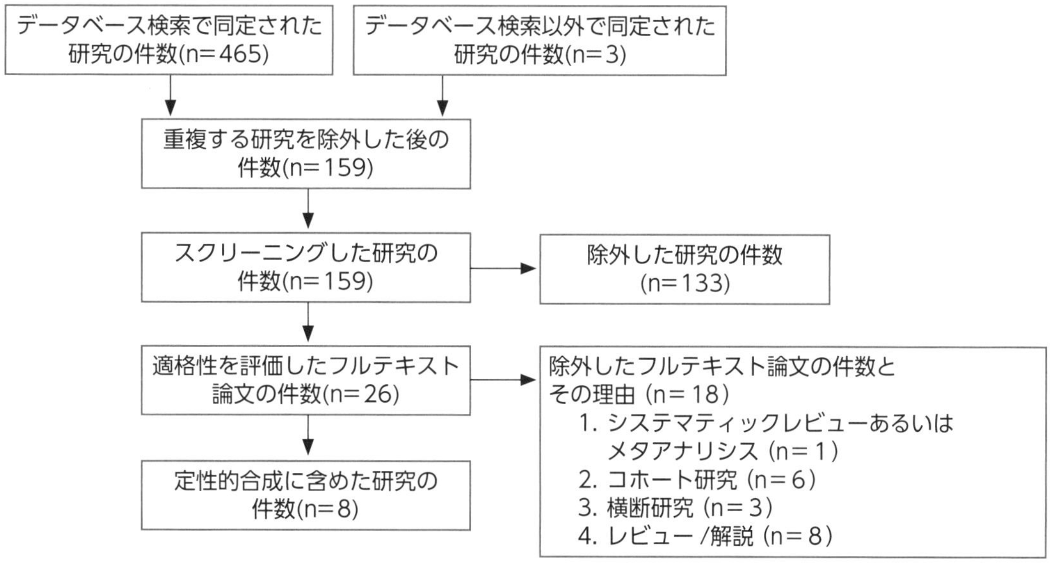

図3　第1章-CQ1のシステマティックレビューに使用した論文の抽出過程

Keywords

definition, sarcopenia, primary sarcopenia, secondary sarcopenia, age-related sarcopenia, presarcopenia, severe sarcopenia, AWGS, EWGSOP, IWGS, FNIH

CQ2 サルコペニア肥満の定義と意義は？

ステートメント

● サルコペニア肥満はサルコペニアと肥満もしくは体脂肪の増加を併せもつ状態であり，それぞれ四肢骨格筋量の減少（身長の2乗または体重で補正）とBMIまたは体脂肪率またはウエスト周囲長の増加で操作的に定義される。しかしながら，評価方法やカットオフ値は定まっていない。

解説

サルコペニア肥満は骨格筋量減少と体脂肪の増加を同時に有する状態であり，現時点で確立された定義はない。“肥満”はBMI（体重/身長の2乗）で定義されるが，サルコペニア肥満の場合，肥満による体重増加と骨格筋量減少による体重減少が共存するため，BMIでは“骨格筋量減少＆体脂肪増加”を評価することはできない。すなわち，サルコペニア肥満の評価のためには体組成を調べる必要があり，多くの場合DXAもしくはBIAが用いられる。しかしながら，サルコペニア肥満におけるサルコペニアの定義が定まっていないばかりでなく，肥満の定義が欧米人とアジア人で大きく異なるため，サルコペニア肥満の定義は必然的に種々様々となっている。

サルコペニア肥満を扱った13の論文のなかで測定法に関して，DXAを用いた方法[1〜7]，BIAを用いた方法[8, 9]，CTを用いた方法[10]，MRIを用いた方法[11]，計算式を用いた方法[12, 13]があるが，DXAが用いられている論文が多い。

13の論文のなかで，サルコペニアの基準に関しては，身長の2乗または体重で補正した四肢骨格筋量が若年平均値－1標準偏差の値未満[1, 3, 5]，身長の2乗で補正した四肢骨格筋量が若年平均値－2標準偏差の値未満[2, 4, 6, 9]，体重で補正した総骨格筋量が男性37％未満，女性27.6％未満[8]，計算式を用いる方法[12, 13]が用いられ，肥満に関してはBMI 25 kg/m^2 以上[1, 3, 8]，BMI 30 kg/m^2 以上[10]，体脂肪率が対象集団のなかで60パーセンタイル以上[2]，対象集団のなかで上位2/5[4]，1/5[9]，ウエスト周囲長は男性90 cm以上，女性85 cm以上[6]，計算式を用いる方法[12, 13]が用いられていた。このように，サルコペニアについても肥満についても論文によって判定方法が大きく異なる。

サルコペニア肥満は上記のサルコペニアの基準と肥満の基準の双方を満たすものとなる。組み合わせによって，非サルコペニア＆非肥満（非S＆非O），非サルコペニア＆肥満（非S＆O），サルコペニア＆非肥満（S＆非O），サルコペニア＆肥満（S＆O）の4つの群ができ，各群で特定病態の頻度を比較することができる。具体的には，S＆OはS＆非O，非S＆Oと比較して脂質異常症の罹患率が高い[1]，高血圧症の有病率（オッズ比）は非S＆非Oと比較して，S＆非Oで1.5倍，非S＆Oで2.08倍，S＆Oで3.0倍高い[3]，メタボリックシンドロームの有病率（オッズ比）は非S＆非Oと比較して，S＆非O 1.98倍，非S＆O 7.53倍，S＆O 11.59倍高い[8]，S＆Oは女性に多く，空腹時血糖が高値でHOMA-IRが高い[5]，S＆Oは骨密度が低く，バランス能力が低く，副甲状腺ホルモン，ビタミンD濃度が低い[7]，呼吸器系および消化管系の固形癌患者において死亡率は非S&Oと比較してS&Oのほうがハザード比で4.2倍高い[10]，S&Oは非S&非Oと比較して早期に手段的ADLが低下する[2]，S&Oは非S&非Oと比較してうつ傾向の頻度が高い[9]，S&Oが最も身体機能障害と関連している[12]などが結果として報告されている。なお，文献2と10は前向きコホート研究で，それ以外は横断研究である。

文献

1) Baek SJ, Nam GE, Han KD, et al. Sarcopenia and sarcopenic obesity and their association with dyslipidemia in Korean elderly men: the 2008-2010 Korea National Health and Nutrition Examination Survey. J Endocrinol Invest 2014; 37: 247-60.
2) Baumgartner RN, Wayne SJ, Waters DL, et al. Sarcopenic obesity predicts instrumental activities of daily living disability in the elderly. Obes Res 2004; 12: 1995-2004.
3) Han K, Park YM, Kwon HS, et al. Sarcopenia as a determinant of blood pressure in older Koreans: findings from the Korea National Health and Nutrition Examination Surveys (KNHANES) 2008-2010. PLoS One 2014; 9: e86902.
4) Kim TN, Yang SJ, Yoo HJ, et al. Prevalence of sarcopenia and sarcopenic obesity in Korean adults: the Korean sarcopenic obesity study. Int J Obes (Lond) 2009; 33: 885-92.
5) Oh C, Jho S, No JK, et al. Body composition changes were related to nutrient intakes in elderly men but elderly women had a higher prevalence of sarcopenic obesity in a population of Korean adults. Nutr Res 2015; 35: 1-6.
6) Ryu M, Jo J, Lee Y, et al. Association of physical activity with sarcopenia and sarcopenic obesity in community-dwelling older adults: the Fourth Korea National Health and Nutrition Examination Survey. Age Ageing 2013; 42: 734-40.
7) Huo YR, Suriyaarachchi P, Gomez F, et al. Phenotype of sarcopenic obesity in older individuals with a history of falling. Arch Gerontol Geriatr 2016; 65: 255-9.
8) Lu CW, Yang KC, Chang HH, et al. Sarcopenic obesity is closely associated with metabolic syndrome. Obes Res Clin Pract 2013; 7: e301-7.
9) Ishii S, Chang C, Tanaka T, et al. The association between sarcopenic obesity and depressive symptoms in older Japanese adults. PLoS One 2016; 11: e0162898.
10) Prado CM, Lieffers JR, McCargar LJ, et al. Prevalence and clinical implications of sarcopenic obesity in patients with solid tumours of the respiratory and gastrointestinal tracts: a population-based study. Lancet Oncol 2008; 9: 629-35.
11) Yang YX, Chong MS, Lim WS, et al. Validity of estimating muscle and fat volume from a single MRI section in older adults with sarcopenia and sarcopenic obesity. Clin Radiol 2017; 72: 427. e9-427. e14.
12) Tyrovolas S, Koyanagi A, Olaya B, et al. The role of muscle mass and body fat on disability among older adults: A cross-national analysis. Exp Gerontol 2015; 69: 27-35.
13) Davison KK, Ford ES, Cogswell ME, et al. Percentage of body fat and body mass index are associated with mobility limitations in people aged 70 and older from NHANES III. J Am Geriatr Soc 2002; 50: 1802-9.

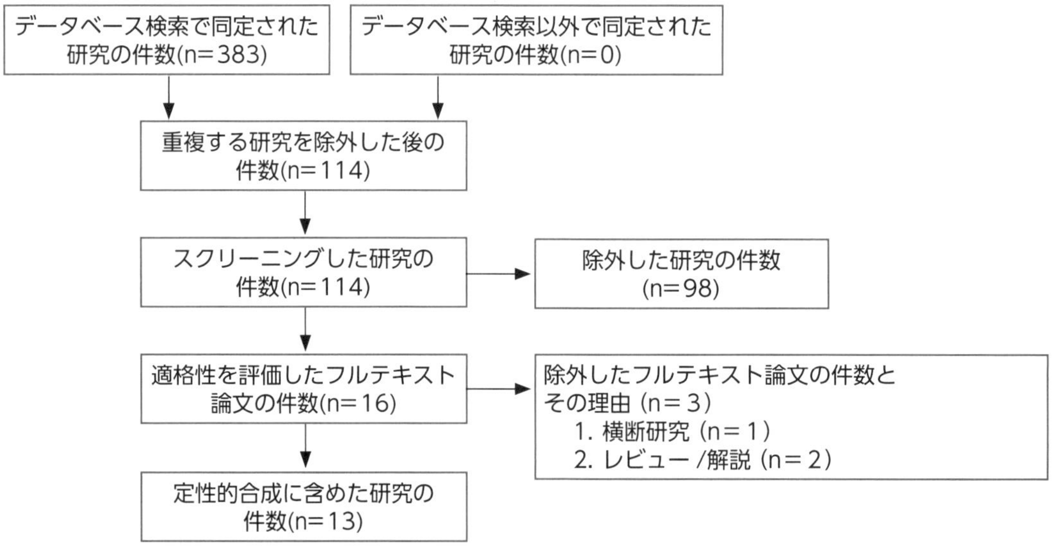

図4　第1章-CQ2のシステマティックレビューに使用した論文の抽出過程

Keywords
definition, sarcopenic obesity

CQ3 サルコペニア，サルコペニア肥満のスクリーニング方法・診断方法とは？

ステートメント

- サルコペニアの診断方法は，EWGSOPの基準を基本として全9種類の診断基準が確認された。
- そのなかでも，わが国では日常診療においてはAWGS2019の診断基準を用いることを推奨する。
- サルコペニア肥満に関しては統一された診断コンセンサスはない。
- スクリーニング方法は下腿周囲長に注目した「指輪っかテスト」によるスクリーニングが有用である。

解説

サルコペニアの評価方法はいまだ多様であるが，9種類の診断基準（表2）[1～6, 16, 17]が確認されている。サルコペニアの評価は，2010年のEWGSOP[1]の診断方法を基盤としながらも，その後の報告では独自のカットオフ値を設けている報告が多い。なお，2014年にはAWGS[2]からアジア人向けの診断基準に関するコンセンサスが公表されている。2016年には肝疾患に特化した診断基準も，日本肝臓学会（JSH）[6]より提案されている。サルコペニア肥満には診断基準のコンセンサスは確認されなかった。

9種類の診断基準のうち8種類が診断方法としてDXAを推奨しているが，そのうちEWGSOPとAWGS，AWGS2019はBIAも同時にカットオフ値が示されている（表2）。「四肢骨格筋量」の補正方法は統一されておらず，多くは四肢骨格筋量を身長の2乗で補正しているが，BMIでの補正や四肢除脂肪量を用いている診断基準もある。「筋力」は多くの場合，握力で評価されており，9種類の診断基準のうち6種類でカットオフ値を設けている（表2）。また，「身体機能」は通常歩行速度により評価される場合がほとんどであり，9種類のうち7種類で通常歩行速度のカットオフ値（多くは0.8m/秒以下あるいは1.0m/秒未満）を設けている。サルコペニアの診断方法の比較に関する近年の報告では，香港在住の65歳以上の高齢者4,000人において，AWGS基準によるサルコペニアは，他の診断基準と比べて4年後の身体機能障害や10年後の総死亡が予測可能であることを示しており，アジア人にAWGS基準を適用することの妥当性を示している[7]。

サルコペニアのスクリーニング方法は3種類が確認されており[8～10]，うち2種類が日本人を対象とした報告であった[9, 10]。また生化学的検査などを用いた代替指標の開発も進められ[11～15]，高感度C反応性タンパクや免疫複合体C1q，C-terminal Agrin Fragment，テロメア長，p53コドン72遺伝子多型などが報告されているが，結果に性差がみられるなど今後の検討が必要である。

表 2　サルコペニアの診断におけるカットオフ値の比較

研究グループ（発表年）	症例の抽出	筋　力	身体機能	骨格筋量	
				評価基準	測定機器・カットオフ値
AWGS2019 （2019年）	**下腿周囲長** 男性＜34cm 女性＜33cm or **SARC-F** ≥4点 or **SARC-CalF** ≥11点 ↓ **臨床的疑い**	**握力** 男性＜28kg 女性＜18kg	**通常歩行速度** （6 mコース） ＜1.0m/秒 or **5回椅子立ち上がりテスト** ≥12秒 or **SPPB** ≤9点	四肢骨格筋量の身長補正値（ASMI）	（DXA）男性＜7.0kg/m^2 女性＜5.4kg/m^2 （BIA）男性＜7.0kg/m^2 女性＜5.7kg/m^2 （DXA）男性＜0.789kg/BMI 女性＜0.512kg/BMI
EWGSOP2 （2018年）	**SARC-F** カットオフ値の明記なし ↓ **臨床的疑い**	**握力** 男性＜27kg 女性＜16kg or **5回椅子立ち上がりテスト** ＞15秒	**通常歩行速度** ≤0.8m/秒 or **SPPB** ≤8点 or **TUG** ≥20秒 or **400m歩行時間** ≥ 6分間 ↓ 重症度判定のみに活用	四肢骨格筋量（kg）/ 四肢骨格筋量の身長補正値（ASMI）	（DXA）**四肢骨格筋量** 男性＜20kg 女性＜15kg （DXA）**四肢骨格筋量の身長補正値** 男性＜7.0kg/m^2 女性＜5.5kg/m^2
AWGS （2014年）	—	**握力** 男性＜26kg 女性＜18kg	**通常歩行速度** （6 mコース） ≤0.8m/秒	四肢骨格筋量の身長補正値（ASMI）	（DXA）男性＜7.0kg/m^2 女性＜5.4kg/m^2 （BIA）男性＜7.0kg/m^2 女性＜5.7kg/m^2
EWGSOP （2010年）	—	**握力** カットオフ値の明記なし	**通常歩行速度** （4 mコース） ≤0.8m/秒	四肢骨格筋量の身長補正値（ASMI）	（DXA/BIA） ＜若年層の平均値ー 2標準偏差値
IWGS （2011年）	—	—	**通常歩行速度** ＜1.0m/秒	四肢骨格筋量の身長補正値（ASMI）	（DXA　男性＜7.23kg/m^2 女性＜5.67kg/m^2
FNIH （2014年）	—	**握力** 男性＜26kg 女性＜16kg	—	四肢骨格筋量のBMI補正値	（DXA）男性＜0.789kg/BMI 女性＜0.512kg/BMI
FNIH slowness （2014年）	—	**握力** 男性＜26kg 女性＜16kg	**通常歩行速度** ≤0.8m/秒	四肢骨格筋量のBMI補正値	（DXA）男性＜0.789kg/BMI 女性＜0.512kg/BMI
SSCWD （2011年）	—	—	**通常歩行速度** ＜1.0m/秒 or **400m歩行時間** ＞6分間	四肢除脂肪量（kg）	（DXA） ＜若年層の平均値ー 2標準偏差値
JSH （2016年）	—	**握力** 男性＜26kg 女性＜18kg	—	第3腰椎（L3）レベル筋量の身長補正値/ 四肢骨格筋量の身長補正値（ASMI）	（CT）**L3レベル筋量の身長補正値** 男性＜42cm^2/m^2 女性＜38cm^2/m^2 （BIA）**四肢骨格筋量の身長補正値** 男性＜7.0kg/m^2 女性＜5.7kg/m^2

グループ略称は，第1章CQ1の表1（p.2）を参照。

文献

1) Cruz-Jentoft AJ, Baeyens JP, Bauer JM, et al. Sarcopenia: European consensus on definition and diagnosis: Report of the European Working Group on Sarcopenia in Older People. Age Ageing 2010; 39: 412-23.
2) Chen LK, Liu LK, Woo J, et al. Sarcopenia in Asia: consensus report of the Asian Working Group for Sarcopenia. J Am Med Dir Assoc 2014; 15: 95-101.
3) Fielding RA, Vellas B, Evans WJ, et al. Sarcopenia: an undiagnosed condition in older adults. Current consensus definition: prevalence, etiology, and consequences. International working group on sarcopenia. J Am Med Dir Assoc 2011; 12: 249-56.
4) Dam TT, Peters KW, Fragala M, et al. An evidence-based comparison of operational criteria for the presence of sarcopenia. J Gerontol A Biol Sci Med Sci 2014; 69: 584-90.
5) Morley JE, Abbatecola AM, Argiles JM, et al. Society on Sarcopenia, Cachexia and Wasting Disorders Trialist Workshop. Sarcopenia with limited mobility: an international consensus. J Am Med Dir Assoc 2011; 12: 403-9.
6) Nishikawa H, Shiraki M, Hiramatsu A, et al. Japan Society of Hepatology guidelines for sarcopenia in liver disease (1st edition): Recommendation from the working group for creation of sarcopenia assessment criteria. Hepatol Res 2016; 46: 951-63.
7) Woo J, Leung J, Morley JE. Defining sarcopenia in terms of incident adverse outcomes. J Am Med Dir Assoc 2015; 16: 247-52.
8) Malmstrom TK, Morley JE. SARC-F: a simple questionnaire to rapidly diagnose sarcopenia. J Am Med Dir Assoc 2013; 14: 531-2.
9) Ishii S, Tanaka T, Shibasaki K, et al. Development of a simple screening test for sarcopenia in older adults. Geriatr Gerontol Int 2014; 14: 93-101.
10) Tanaka T, Takahashi K, Akishita M, et al. "Yubi-wakka" (finger-ring) test: a practical self-screening method for sarcopenia, and a predictor of disability and mortality among Japanese community-dwelling older adults. Geriatr Gerontol Int 2017 Sep 12. doi: 10.1111/ggi.13163.
11) Watanabe S, Sato K, Hasegawa N, et al. Serum C1q as a novel biomarker of sarcopenia in older adults. FASEB J 2015; 29: 1003-10.
12) Drey M, Sieber CC, Bauer JM, et al. FiAT intervention group. C-terminal Agrin Fragment as a potential marker for sarcopenia caused by degeneration of the neuromuscular junction. Exp Gerontol 2013; 48: 76-80.
13) Woo J, Yu R, Tang N, et al. Telomere length is associated with decline in grip strength in older persons aged 65 years and over. Age (Dordr) 2014; 36: 9711.
14) Di Renzo L, Gratteri S, Sarlo F, et al. Individually tailored screening of susceptibility to sarcopenia using p53 codon 72 polymorphism, phenotypes, and conventional risk factors. Dis Markers 2014; 2014: 743634.
15) Meng Y, Wu H, Yang Y, et al. Relationship of anabolic and catabolic biomarkers with muscle strength and physical performance in older adults: a population-based cross-sectional study. BMC Musculoskelet Disord 2015; 16: 202.
16) Cruz-Jentoft AJ, Bahat G, Bauer J, et al. Sarcopenia: revised European consensus on definition and diagnosis. Age Ageing 2019; 48: 16-31.
17) Chen LK, Woo J, Assantachai P, et al. Asian Working Group for Sarcopenia: 2019 Consensus Update on Sarcopenia Diagnosis and Treatment. J Am Med Dir Assoc 2020; 21: 300-7. e2.

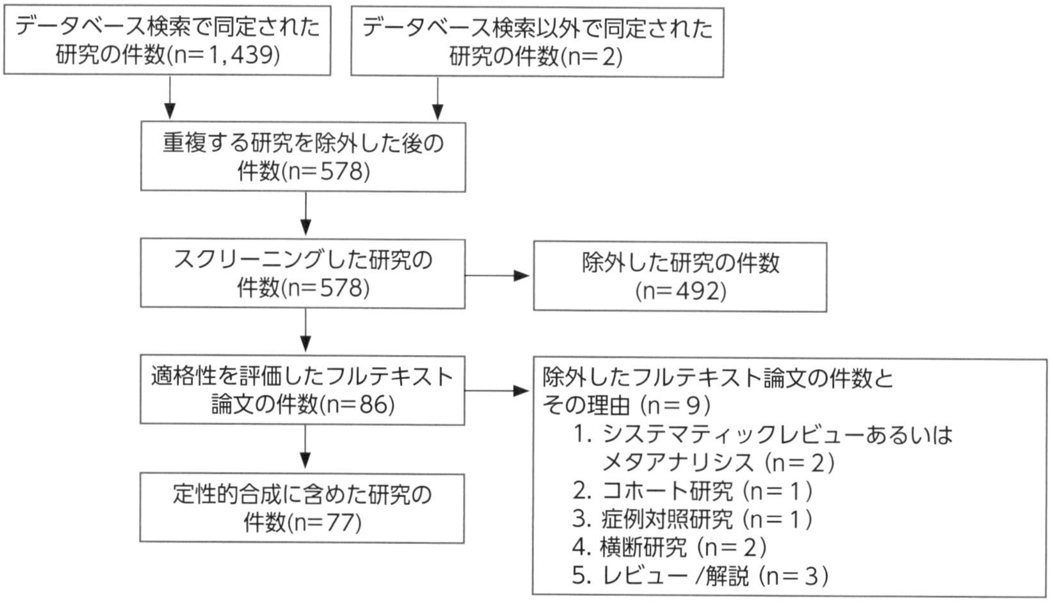

図5　第1章-CQ3のシステマティックレビューに使用した論文の抽出過程

Keywords

sarcopenia, sarcopenic obesity, assessment, diagnosis, measurement, fat mass, fat-free mass, appendicular skeletal muscle mass, computed tomography (CT), magnetic resonance imaging (MRI), dual energy X-ray absorptiometry (DXA), anthropometry, bioimpedance analysis (BIA), ultrasonography, lean body mass, leg circumference, arm circumference, waist circumference, grip strength, gait speed, walking speed, body mass index (BMI)

Outcomes

ADL, QOL, muscle mass, muscle strength, gait speed, fall, fracture, disability, mortality, physical function

第2章

サルコペニアの疫学

CQ1 サルコペニアの有病率は？

ステートメント

- EWGSOPとIWGSによるサルコペニア判定の定義では，地域在住の65歳以上の高齢者の1～29%がサルコペニアに該当し，施設入所高齢者では，14～33%がサルコペニアに該当する。大規模研究に限ってみると6～12%がサルコペニア有病率であった。

解説

サルコペニアの有病率は，定義や対象となる群の属性によって異なる。サルコペニアの定義による差異を最小化するために国際的なコンセンサス形成のための報告がEWGSOPとIWGS[1)]およびAWGS[2)]からなされ，EWGSOPの定義によるサルコペニア有病率は1～29％とされた[1)]。このなかには日本からの報告も含まれており，サルコペニアの有病率は11～24％とされ，アジアにおけるサルコペニアの有病率は比較的高いと報告された。ただし，その後の日本人を対象とした大規模調査においては，サルコペニア有病率は7.5％（n＝4,811）[3)]～8.2％（n＝1,099）[4)]であることが示されており，アジアにおいてサルコペニアが特異的に高いといえるかどうかは不明である[3,4)]。

近年報告されたサルコペニア有病率のシステマティックレビューによると，サルコペニアを骨格筋の筋量減少（骨格筋指数）として捉えた場合の有病率は6.0～59.8％であり，歩行速度の低下や握力低下を含んだEWGSOPの定義では7.5～77.6％であった。どちらにしても有病率の幅が広いことが明らかとされた[5)]。

また，サルコペニアの有病率は，対象者の属性によって大きく異なる。施設入所高齢者では，14～33％がサルコペニアに該当し[1)]，回復期やリハビリテーション病棟などの障害を有する者が多い場合には，78％がサルコペニアに該当するとの報告もある[6)]。

以上から，サルコペニアの有病率は，定義や対象者の属性によって異なるため特定することが難しい。ただし，対象者が1,000人以上の大規模研究をみると6～12％であり[3,7,8)]，おおむねこの程度が代表的な有病率になると考えられる。

文献

1)Cruz-Jentoft AJ, Landi F, Schneider SM, et al. Prevalence of and interventions for sarcopenia in ageing adults: a systematic review. Report of the International Sarcopenia Initiative（EWGSOP and IWGS）. Age Ageing 2014; 43: 748-59.
2)Chen LK, Liu LK, Woo J, et al. Sarcopenia in Asia: consensus report of the Asian Working Group for Sarcopenia. J Am Med Dir Assoc 2014; 15: 95-101.
3)Yoshida D, Suzuki T, Shimada H, et al. Using two different algorithms to determine the prevalence of sarcopenia. Geriatr Gerontol Int 2014; 14: 46-51.
4)Yoshimura N, Muraki S, Oka H, et al. Is osteoporosis a predictor for future sarcopenia or vice versa? Four-year observations between the second and third ROAD study surveys. Osteoporos Int 2017; 28: 189-99.
5)Lardiés-Sánchez B, Sanz-Paris A, Boj-Carceller D, et al. Systematic review: Prevalence of sarcopenia in ageing people using bioelectrical impedance analysis to assess muscle mass. Eur Geriatr Med 2016; 7: 256-61.
6)Rubio-Maicas C, Duarte-Alfonso E, Beseler-Soto MR, et al. Prevalence of sarcopenia in a media and long stay Unit. Rev Clin Esp 2014; 214: 303-8.
7)Janssen I, Heymsfield SB, Ross R. Low relative skeletal muscle mass（sarcopenia）in older persons is associated with functional impairment and physical disability. J Am Geriatr Soc 2002; 50: 889-96.
8)Castillo EM, Goodman-Gruen D, Kritz-Silverstein D, et al. Sarcopenia in elderly men and women: the Rancho Bernardo study. Am J Prev Med 2003; 25: 226-31.

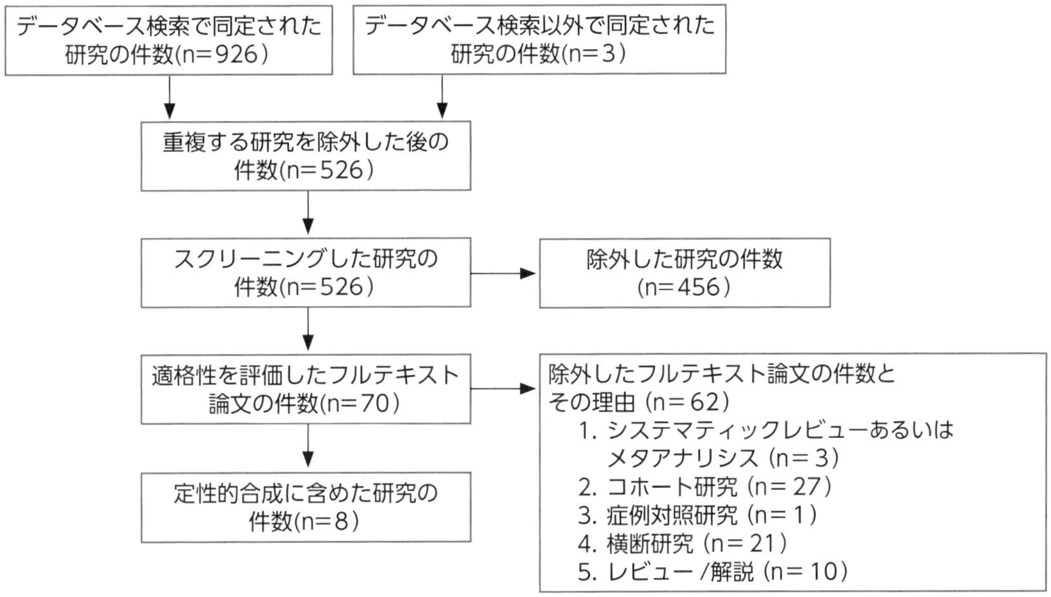

図6　第2章 A-CQ1 のシステマティックレビューに使用した論文の抽出過程

Keywords
sarcopenia, prevalence, incidence, sex difference, community, admission, hospital, nursing home, institutionalization, race

CQ2 サルコペニアの要因，危険因子は？

ステートメント

- サルコペニアは，加齢が最も重要な要因であるが，活動不足，疾患（代謝疾患，消耗性疾患など），栄養不良が危険因子である。

解説

サルコペニアの原因を分類すると，加齢による一次性サルコペニアと活動不足，疾患，栄養不良によって起こる二次性サルコペニアに大別される（表3）[1)]。

1）一次性サルコペニア

加齢に伴う一次性サルコペニアの背景因子として，筋衛星細胞や運動ニューロンの減少，成長ホルモン，テストステロン，グレリンの分泌低下，炎症性サイトカインの増加，ミトコンドリア機能の低下，マイオカイン産生異常，食欲不振に伴う体重減少などが考えられ，これらによる筋タンパク質合成能の低下や分解の促進がサルコペニアに関連すると考えられている[2,3)]。

2）二次性サルコペニア

二次性サルコペニアにおける活動不足については，不活動による骨格筋量の減少，トレーニングによる筋肥大が生じることは多くの研究により明らかとされている。6～7週間ベッド上安静が続くと骨格筋中に多く含まれている窒素，カリウムの排泄量が増加し，骨格筋量が減少する。特に下肢の筋力低下は著しく20％程度低下する[4)]。

疾患については臓器不全，炎症性疾患，悪性腫瘍，内分泌疾患に付随してサルコペニアが生じる[1)]。また，疾患そのものからではなく，疾患の発症によって安静を強いられることからも不活動によるサルコペニアを生じる。

栄養については，総タンパク質，分枝鎖アミノ酸の摂取不足やn-3系多価不飽和脂肪酸，ビタミン類，カロテノイドなどの抗酸化作用の高い食品群の摂取不足がサルコペニア誘発原因になると報告されている[2)]。安静時の筋タンパク質合成と分解に及ぼす加齢の影響はわずかであることから[5)]，加齢による骨格筋量減少は運動不足や低栄養といったタンパク質合成刺激の減少に依存すると考えられる。筋タンパク質合成のためにアミノ酸摂取が有効であるが，これは用量依存効果があり，運動習慣のない健常成人男性において高濃度の血中アミノ酸は筋細胞へのアミノ酸輸送を増加させ，筋細胞内の遊離アミノ酸濃度を高めることによって筋タンパク質の合成を急激に刺激し，同化作用が促されることが報告されている[6)]。

表3　一次性，二次性サルコペニアの違い

一次性サルコペニア	加齢性サルコペニア	加齢以外に明らかな原因がないもの
二次性サルコペニア	活動に関連するサルコペニア	寝たきり、不活発なスタイル、(生活)失調や無重力状態が原因となりうるもの
	疾患に関連するサルコペニア	重症臓器不全(心臓，肺，肝臓，腎臓，脳)，炎症性疾患，悪性腫瘍や内分泌疾患に付随するもの
	栄養に関連するサルコペニア	吸収不良，消化管疾患および食欲不振を起こす薬剤使用などに伴う，摂取エネルギーおよび/またはタンパク質の摂取量不足に起因するもの

Cruz-Jentoft AJ, et al. Age Ageing 2010; 39: 412-23.

文献

1) Cruz-Jentoft AJ, Baeyens JP, Bauer JM, et al. Sarcopenia: European consensus on definition and diagnosis: Report of the European Working Group on Sarcopenia in Older People. Age Ageing 2010; 39: 412-23.
2) Walston JD. Sarcopenia in older adults. Curr Opin Rheumatol 2012; 24: 623-7.
3) Morley JE, Anker SD, von Haehling S. Prevalence, incidence, and clinical impact of sarcopenia: facts, numbers, and epidemiology-update 2014. J Cachexia Sarcopenia Muscle 2014; 5: 253-9.
4) Deitrick JE, Whedon GD, Shorr E. Effects of immobilization upon various metabolic and physiologic functions of normal men. Am J Med 1948; 4: 3-36.
5) Volpi E, Sheffield-Moore M, Rasmussen BB, et al. Basal muscle amino acid kinetics and protein synthesis in healthy young and older men. JAMA 2001; 286: 1206-12.
6) Biolo G, Tipton KD, Klein S, et al. An abundant supply of amino acids enhances the metabolic effect of exercise on muscle protein. Am J Physiol 1997; 273: E122-9.

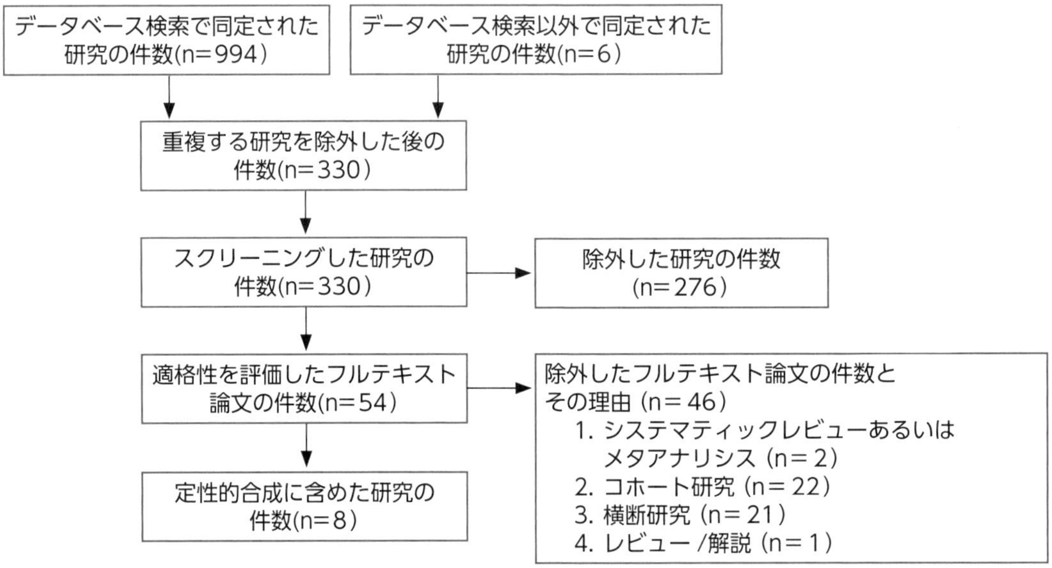

図7　第2章A-CQ2のシステマティックレビューに使用した論文の抽出過程

Keywords

sarcopenia, exercise, physical activity, lifestyle, fitness, sedentary, nutrition, amino acid, protein, leucine, BCAA, vitamin, energy intake, sleep, psychological effect, cognition, cognitive function, depression, socialization, isolation, social participation, social engagement, eating alone, living alone, smoking, alcohol, genetics, sex hormone, medication, drug, steroid, growth hormone, IGF-1, estrogen, testosterone, menopause, chemotherapy, cancer, SGLT2 inhibitor

CQ3 サルコペニアの予後，転帰は？

ステートメント

- サルコペニアでは転倒，骨折，フレイルとなるリスクが高い。
- サルコペニア肥満では脂質異常症となるリスクが高く，また心血管疾患による死亡，総死亡のリスクが高い。
- サルコペニアを合併すると癌患者の生存率が低下する。
- サルコペニアを合併すると手術の死亡リスクが高くなる。

解説

サルコペニアの予後，転帰として重要な身体機能，転倒，死亡との関連を中心にまとめた。まず身体機能，転倒との関連については，サルコペニアはQOLの低下，転倒やフレイルとなるリスクが高く[1, 2]，骨折のリスクが高いことも報告されている[3]。観察研究でサルコペニアは身体機能低下，歩行速度低下，入院，死亡のリスクを高めた[4]。サルコペニアの定義方法と予後との関連についても検討されている。転倒，身体機能低下，大腿骨近位部骨折，総死亡などのリスクはどのサルコペニアの定義方法でも高かったが，リスクの強さは定義によって大きく異なっていた[5]。縦断研究の50論文のメタアナリシスでは筋力は身体機能の低下と関連していたが，骨格筋量と身体機能の低下との関連はみられなかった[6]。

循環器疾患との関連では，地域住民での観察研究で，サルコペニア，特にサルコペニア肥満で心血管疾患による死亡，総死亡のリスクが高くなっていた[7]。韓国での観察研究では，サルコペニア肥満では肥満単独，サルコペニア単独よりも脂質異常症となるリスクが高かった[8]。また，重症の末梢動脈疾患における予後要因としてサルコペニアが重要であるとの指摘がなされている[9]。サルコペニアと認知機能低下との関連も指摘されている[10]。

急性期病院入院患者を対象とした調査で，サルコペニアを有する患者では死亡リスクが高いことが報告されている[11]。また緊急手術を受けた超高齢者ではサルコペニアがあると死亡率が高くなっていた[12]。サルコペニアは肝硬変，肝細胞癌および肝細胞癌肝切除術後の死亡，合併症発症を予測する因子であることが報告されている[13~16]。サルコペニア肥満では心臓手術後の感染症のリスクが高いとの報告もある[17]。サルコペニアはびまん性大細胞型B細胞リンパ腫の免疫療法後の死亡リスクが高いことの予測因子でもあり[18]，乳癌[19]および大腸直腸癌術後の死亡リスクが高いことの予測因子でもあった[20, 21]。サルコペニアによる固形癌の予後予測に関する38の論文のメタアナリシスでは，骨格筋量が多いほど生存率が高かった[22]。膵臓癌術後の生命予後予測には腰筋の骨格筋量と筋内脂肪量が重要であるとの報告もある[23, 24]。透析患者での追跡調査では，筋力の低下がprotein energy wasting（PEW），身体活動の低下，炎症，死亡リスクと関連しており，その関連は骨格筋量よりも強かった[25]。

文献

1) Beaudart C, Reginster JY, Petermans J, et al. Quality of life and physical components linked to sarcopenia: The SarcoPhAge study. Exp Gerontol 2015; 69: 103-10.
2) Spira D, Buchmann N, Nikolov J, et al. Association of low lean mass with frailty and physical performance: a comparison between two operational definitions of sarcopenia-data from the Berlin Aging Study II (BASE-II). J Gerontol A Biol Sci Med Sci 2015; 70: 779-84.
3) Yu R, Leung J, Woo J. Sarcopenia combined with FRAX probabilities improves fracture risk prediction in older Chinese men. J Am Med Dir Assoc 2014; 15: 918-23.
4) Woo J, Leung J, Morley JE. Defining sarcopenia in terms of incident adverse outcomes. J Am Med Dir Assoc 2015; 16: 247-52.
5) Cawthon PM, Blackwell TL, Cauley J, et al. Evaluation of the usefulness of consensus definitions of sarcopenia in older men: results from the observational osteoporotic fractures in men cohort study. J Am Geriatr Soc 2015; 63: 2247-59.
6) Schaap LA, Koster A, Visser M. Adiposity, muscle mass, and muscle strength in relation to functional decline in older persons. Epidemiol Rev 2013; 35: 51-65.
7) Atkins JL, Whincup PH, Morris RW, et al. Sarcopenic obesity and risk of cardiovascular disease and mortality: a population-based cohort study of older men. J Am Geriatr Soc 2014; 62: 253-60.
8) Baek SJ, Nam GE, Han KD, et al. Sarcopenia and sarcopenic obesity and their association with dyslipidemia in Korean elderly men: the 2008-2010 Korea National Health and Nutrition Examination Survey. J Endocrinol Invest 2014; 37: 247-60.
9) Matsubara Y, Matsumoto T, Aoyagi Y, et al. Sarcopenia is a prognostic factor for overall survival in patients with critical limb ischemia. J Vasc Surg 2015; 61: 945-50.
10) Tolea MI, Galvin JE. Sarcopenia and impairment in cognitive and physical performance. Clin Interv Aging 2015; 10: 663-71.
11) Cerri AP, Bellelli G, Mazzone A, et al. Sarcopenia and malnutrition in acutely ill hospitalized elderly: prevalence and outcomes. Clin Nutr 2015; 34: 745-51.
12) Du Y, Karvellas CJ, Baracos V, et al. Acute Care and Emergency Surgery (ACES) Group. Sarcopenia is a predictor of outcomes in very elderly patients undergoing emergency surgery. Surgery 2014; 156: 521-7.
13) Harimoto N, Shirabe K, Yamashita YI, et al. Sarcopenia as a predictor of prognosis in patients following hepatectomy for hepatocellular carcinoma. Br J Surg 2013; 100: 1523-30.
14) Iritani S, Imai K, Takai K, et al. Skeletal muscle depletion is an independent prognostic factor for hepatocellular carcinoma. J Gastroenterol 2015; 50: 323-32.
15) Meza-Junco J, Montano-Loza AJ, Baracos VE, et al. Sarcopenia as a prognostic index of nutritional status in concurrent cirrhosis and hepatocellular carcinoma. J Clin Gastroenterol 2013; 47: 861-70.
16) Valero V 3rd, Amini N, Spolverato G, et al. Sarcopenia adversely impacts postoperative complications following resection or transplantation in patients with primary liver tumors. J Gastrointest Surg 2015; 19: 272-81.
17) Visser M, van Venrooij LM, Vulperhorst L, et al. Sarcopenic obesity is associated with adverse clinical outcome after cardiac surgery. Nutr Metab Cardiovasc Dis 2013; 23: 511-8.
18) Lanic H, Kraut-Tauzia J, Modzelewski R, et al. Sarcopenia is an independent prognostic factor in elderly patients with diffuse large B-cell lymphoma treated with immunochemotherapy. Leuk Lymphoma 2014; 55: 817-23.
19) Villaseñor A, Ballard-Barbash R, Baumgartner K, et al. Prevalence and prognostic effect of sarcopenia in breast cancer survivors: the HEAL Study. J Cancer Surviv 2012; 6: 398-406.
20) Malietzis G, Currie AC, Athanasiou T, et al. Influence of body composition profile on outcomes following colorectal cancer surgery. Br J Surg 2016; 103: 572-80.
21) Reisinger KW, van Vugt JL, Tegels JJ, et al. Functional compromise reflected by sarcopenia, frailty, and nutritional depletion predicts adverse postoperative outcome after colorectal cancer surgery. Ann Surg 2015; 261: 345-52.
22) Shachar SS, Williams GR, Muss HB, et al. Prognostic value of sarcopenia in adults with solid tumours: a meta-analysis and systematic review. Eur J Cancer 2016; 57: 58-67.
23) Okumura S, Kaido T, Hamaguchi Y, et al. Impact of preoperative quality as well as quantity of skeletal muscle on survival after resection of pancreatic cancer. Surgery 2015; 157: 1088-98.
24) Peng P, Hyder O, Firoozmand A, et al. Impact of sarcopenia on outcomes following resection of pancreatic adenocarcinoma. J Gastrointest Surg 2012; 16: 1478-86.
25) Isoyama N, Qureshi AR, Avesani CM, et al. Comparative associations of muscle mass and muscle strength with mortality in dialysis patients. Clin J Am Soc Nephrol 2014; 9: 1720-8.

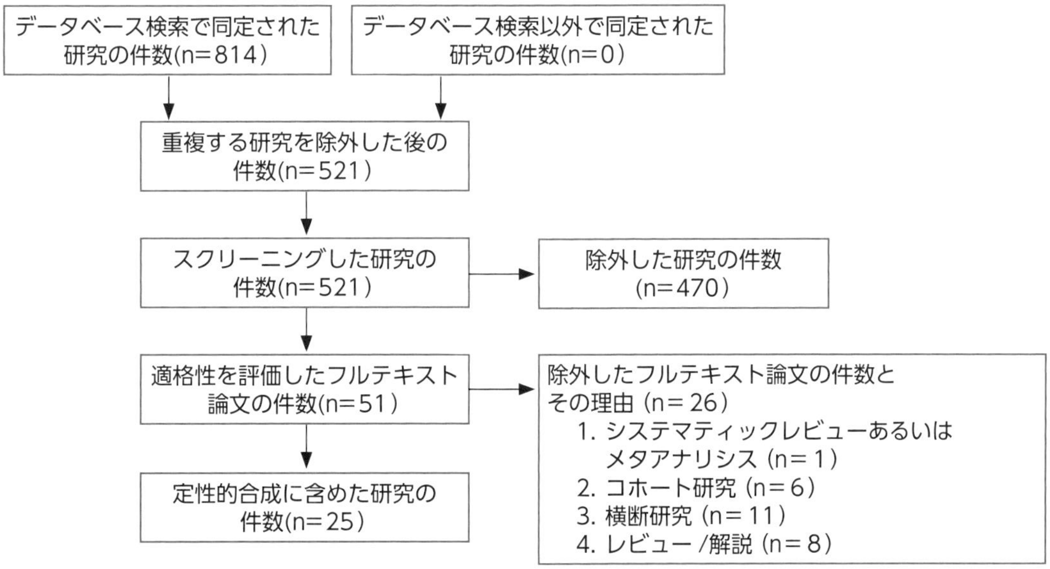

図8　第2章A-CQ3のシステマティックレビューに使用した論文の抽出過程

Keywords

sarcopenia, mortality, disability, fall risk, fracture, admission, hospitalization, institutionalization, long-term care, ADL, QOL

CQ1 生活習慣病（非消耗性疾患）におけるサルコペニアの有病率は？

ステートメント

- 2型糖尿病ではサルコペニアの有病率が高い。
- メタボリックシンドロームでもサルコペニア，サルコペニア肥満の有病率が高い。

解説

糖尿病を中心とする非消耗性の生活習慣病患者におけるサルコペニア，サルコペニア肥満の有病率についてまとめた。

インド人での横断的な検討では，2型糖尿病患者おけるEWGSOPのDXAでの骨格筋指数（SMI）の基準値で診断した骨格筋量減少は，対照群に比べてオッズ比3.48（95％信頼区間（CI）1.61～7.50）で高かった[1]。オランダの報告でも2型糖尿病患者において年齢，BMI，空腹時血糖，HDLコレステロール，分枝鎖アミノ酸，タンパク質摂取量で補正しても骨格筋量の減少や筋力の低下が認められている[2]。

米国のNHANES Ⅲでの14,528人の解析では，サルコペニアをBIAで推定したSMIが若年成人平均値－2標準偏差の値未満として判定し，糖尿病との関連を検討している。その結果，サルコペニアは肥満とは独立して糖代謝に関わっており，60歳未満でこの傾向が強く，骨格筋量の減少が糖尿病の予測因子である可能性が指摘されている[3]。

日本人では，1,971人の地域在住高齢者（平均72.9歳）を対象にメタボリックシンドロームとEWGSOPの基準で診断したサルコペニアとの関連が検討されている。メタボリックシンドロームを有する者ではサルコペニアの有病率が，65～74歳の男性でオッズ比は4.99（95％CI 1.73～14.40）と高くなっており，特に内臓肥満とサルコペニアとの関連が強かった[4]。台湾在住住民（平均63.6歳）でもBIAで推定したSMIで診断したサルコペニア，BMIで診断した肥満のデータを用いて，サルコペニア，サルコペニア肥満とメタボリックシンドロームとの関連が調査されている。健常者と比べてメタボリックシンドロームのリスクがサルコペニア肥満ではオッズ比11.59（95％ CI 6.72～19.98），サルコペニアでは1.98（95％ CI 1.25～3.16）と高値であった[5]。

文献

1) Anbalagan VP, Venkataraman V, Pradeepa R, et al. The prevalence of presarcopenia in Asian Indian individuals with and without type 2 diabetes. Diabetes Technol Ther 2013; 15: 768-75.
2) Leenders M, Verdijk LB, van der Hoeven L, et al. Patients with type 2 diabetes show a greater decline in muscle mass, muscle strength, and functional capacity with aging. J Am Med Dir Assoc 2013; 14: 585-92.
3) Srikanthan P, Hevener AL, Karlamangla AS. Sarcopenia exacerbates obesity-associated insulin resistance and dysglycemia: findings from the National Health and Nutrition Examination Survey III. PLoS One 2010; 5: e10805.
4) Ishii S, Tanaka T, Akishita M, et al. Kashiwa study investigators. Metabolic syndrome, sarcopenia and role of sex and age: cross-sectional analysis of Kashiwa cohort study. PLoS One 2014; 9: e112718.
5) Lu CW, Yang KC, Chang HH, et al. Sarcopenic obesity is closely associated with metabolic syndrome. Obes Res Clin Pract 2013; 7: e301-7.

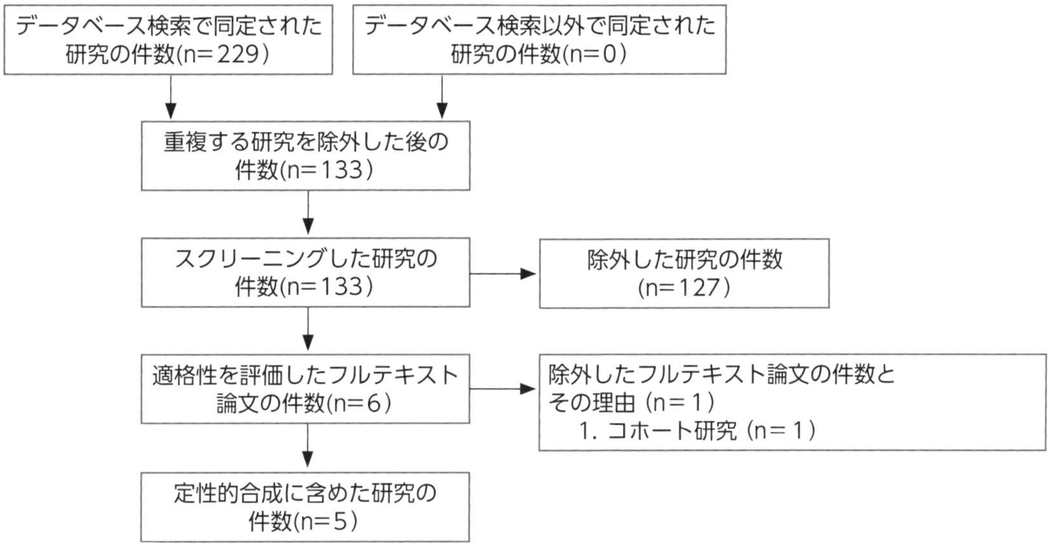

図9 第2章B-CQ1のシステマティックレビューに使用した論文の抽出過程

Keywords
diabetes, hypertension, metabolic syndrome, peripheral artery disease, sarcopenia, sarcopenic obesity

CQ2 消耗性疾患における サルコペニアの有病率は？

ステートメント

- 慢性閉塞性肺疾患(COPD)，ヒト免疫不全ウイルス(HIV)感染者におけるサルコペニアの有病率は，それぞれ14.5%，5～24.2%とされる。
- 悪性腫瘍患者では，CT横断面(L3)による筋肉量評価を行われることが多く，若年でも筋肉量の減少(プレサルコペニア)をきたす割合は多い(11～74%)。
- 慢性腎臓病(CKD)におけるサルコペニアの有病率は，保存期(G3～G5)で5.9～14%，透析期で12.7～33.7%とされ，プレサルコペニアは病期の進行に伴いその頻度が上昇する。

解説

消耗性疾患におけるサルコペニアの有病率は，骨格筋量減少のみ(EWGSOPのコンセンサスでプレサルコペニアに該当)を指標としている報告が散見されるが，EWGSOPやAWGSの基準に基づくサルコペニア評価の報告は少ない。

1）COPD患者におけるサルコペニアの有病率

症状の安定したCOPD患者622人(平均年齢70.4歳)を対象とした英国の報告[1]では，EWGSOP基準を用いた場合，14.5％にサルコペニアが併存し，有病率に性別による差異は認められなかった。

2）HIV感染者におけるサルコペニアの有病率

HIV感染患者を対象に，EWGSOP基準によるサルコペニアの有病率を算出した2件の報告によると，それぞれ5.0％(n=80，平均年齢54歳)[2]と24.2％(n=33，平均年齢59歳)[3]であった。

3）悪性腫瘍患者におけるサルコペニアの有病率

悪性腫瘍の領域では，EWGSOPやAWGSの評価基準を用いた報告はほとんどみられず，腰筋を含むL3位でのCT横断面で筋肉量を評価する方法が用いられることが多い。この筋肉量評価法に基づく骨格筋量減少(プレサルコペニア)有病率は，胃・食道癌で26～65％[4～7]，結腸・直腸癌で19～39％[8～10]，肝臓癌で11～66％[11～20]，膵臓癌で21～63％[21～24]，腎臓癌で29～68％[25～27]，尿路上皮癌で60～68％[28, 29]，非小細胞性肺癌で74％[30]，びまん性大細胞型B細胞リンパ腫で約55％[31, 32]と報告されている。これらの調査対象者の平均年齢はおおむね65歳前後であった。また，近年のメタアナリシスによると固形癌患者で骨格筋量減少を併存している場合，予後不良との関連が指摘されている(ハザード比1.44，95％CI 1.32～1.56)[33]。

4）CKD患者におけるサルコペニアの有病率

保存期CKD患者(G3～G5)におけるサルコ

ペニアの有病率は，5.9％（n=287，平均年齢 59.9歳）[34]と14％（n=148，平均年齢 約66歳）[35]とする報告がある。骨格筋量減少（プレサルコペニア）を調査した韓国の調査によれば，正常～Stage 1では4.3％（n=6,437），Stage 2では6.3％（n=4,747），Stage 3～5では15.4％（n=441）と病期の進行に伴い骨格筋量減少を伴う割合が増加する[36]。また，米国の調査でも，非CKD患者と比較してG4ではプレサルコペニアのリスクが2.58倍高いと報告されている[37]。一方，透析期の患者におけるサルコペニアの有病率は，12.7～33.7％と報告されているが[38～42]，平均年齢が異なること（49.4～77.5歳）や骨格筋量，筋力の評価方法や評価基準が違う点には留意が必要である。

文献

1) Jones SE, Maddocks M, Kon SS, et al. Sarcopenia in COPD: prevalence, clinical correlates and response to pulmonary rehabilitation. Thorax 2015; 70: 213-8.
2) Wasserman P, Segal-Maurer S, Rubin DS. High prevalence of low skeletal muscle mass associated with male gender in midlife and older HIV-infected persons despite CD4 cell reconstitution and viral suppression. J Int Assoc Provid AIDS Care 2014; 13: 145-52.
3) Pinto Neto LF, Sales MC, Scaramussa ES, et al. Human immunodeficiency virus infection and its association with sarcopenia. Braz J Infect Dis 2016; 20: 99-102.
4) Harada K, Ida S, Baba Y, et al. Prognostic and clinical impact of sarcopenia in esophageal squamous cell carcinoma. Dis Esophagus 2016; 29: 627-33.
5) Tamandl D, Paireder M, Asari R, et al. Markers of sarcopenia quantified by computed tomography predict adverse long-term outcome in patients with resected oesophageal or gastro-oesophageal junction cancer. Eur Radiol 2016; 26: 1359-67.
6) Tan BH, Brammer K, Randhawa N, et al. Sarcopenia is associated with toxicity in patients undergoing neo-adjuvant chemotherapy for oesophago-gastric cancer. Eur J Surg Oncol 2015; 41: 333-8.
7) Yip C, Goh V, Davies A, et al. Assessment of sarcopenia and changes in body composition after neoadjuvant chemotherapy and associations with clinical outcomes in oesophageal cancer. Eur Radiol 2014; 24: 998-1005.
8) Miyamoto Y, Baba Y, Sakamoto Y, et al. Sarcopenia is a negative prognostic factor after curative resection of colorectal cancer. Ann Surg Oncol 2015; 22: 2663-8.
9) Thoresen L, Frykholm G, Lydersen S, et al. The association of nutritional assessment criteria with health-related quality of life in patients with advanced colorectal carcinoma. Eur J Cancer Care (Engl) 2012; 21: 505-16.
10) van Vledder MG, Levolger S, Ayez N, et al. Body composition and outcome in patients undergoing resection of colorectal liver metastases. Br J Surg 2012; 99: 550-7.
11) Dhooge M, Coriat R, Mir O, et al. Feasibility of gemcitabine plus oxaliplatin in advanced hepatocellular carcinoma patients with Child-Pugh B cirrhosis. Oncology 2013; 84: 32-8.
12) Fujiwara N, Nakagawa H, Kudo Y, et al. Sarcopenia, intramuscular fat deposition, and visceral adiposity independently predict the outcomes of hepatocellular carcinoma. J Hepatol 2015; 63: 131-40.
13) Harimoto N, Shirabe K, Yamashita YI, et al. Sarcopenia as a predictor of prognosis in patients following hepatectomy for hepatocellular carcinoma. Br J Surg 2013; 100: 1523-30.
14) Iritani S, Imai K, Takai K, et al. Skeletal muscle depletion is an independent prognostic factor for hepatocellular carcinoma. J Gastroenterol 2015; 50: 323-32.
15) Kamachi S, Mizuta T, Otsuka T, et al. Sarcopenia is a risk factor for the recurrence of hepatocellular carcinoma after curative treatment. Hepatol Res 2016; 46: 201-8.
16) Levolger S, van Vledder MG, Muslem R, et al. Sarcopenia impairs survival in patients with potentially curable hepatocellular carcinoma. J Surg Oncol 2015; 112: 208-13.
17) Meza-Junco J, Montano-Loza AJ, Baracos VE, et al. Sarcopenia as a prognostic index of nutritional status in concurrent cirrhosis and hepatocellular carcinoma. J Clin Gastroenterol ; 47: 861-70.
18) Mir O, Coriat R, Blanchet B, et al. Sarcopenia predicts early dose-limiting toxicities and pharmacokinetics of sorafenib in patients with hepatocellular carcinoma. PLoS One 2012; 7: e37563.

19) Mir O, Coriat R, Boudou-Rouquette P, et al. Gemcitabine and oxaliplatin as second-line treatment in patients with hepatocellular carcinoma pre-treated with sorafenib. Med Oncol 2012; 29: 2793-9.
20) Voron T, Tselikas L, Pietrasz D, et al. Sarcopenia impacts on short- and long-term results of hepatectomy for hepatocellular carcinoma. Ann Surg 2015; 261: 1173-83.
21) Choi Y, Oh DY, Kim TY, et al. Skeletal muscle depletion predicts the prognosis of patients with advanced pancreatic cancer undergoing palliative chemotherapy, independent of body mass index. PLoS One 2015; 10: e0139749.
22) Cooper AB, Slack R, Fogelman D, et al. Characterization of anthropometric changes that occur during neoadjuvant therapy for potentially resectable pancreatic cancer. Ann Surg Oncol 2015; 22: 2416-23.
23) Dalal S, Hui D, Bidaut L, et al. Relationships among body mass index, longitudinal body composition alterations, and survival in patients with locally advanced pancreatic cancer receiving chemoradiation: a pilot study. J Pain Symptom Manage 2012; 44: 181-91.
24) Tan BH, Birdsell LA, Martin L, et al. Sarcopenia in an overweight or obese patient is an adverse prognostic factor in pancreatic cancer. Clin Cancer Res 2009; 15: 6973-9.
25) Fukushima H, Nakanishi Y, Kataoka M, et al. Prognostic significance of sarcopenia in patients with metastatic renal cell carcinoma. J Urol 2016; 195: 26-32.
26) Psutka SP, Boorjian SA, Moynagh MR, et al. Decreased skeletal muscle mass is associated with an increased risk of mortality after radical nephrectomy for localized renal cell cancer. J Urol 2016; 195: 270-6.
27) Sharma P, Zargar-Shoshtari K, Caracciolo JT, et al. Sarcopenia as a predictor of overall survival after cytoreductive nephrectomy for metastatic renal cell carcinoma. Urol Oncol 2015; 33: 339.e17-23.
28) Fukushima H, Yokoyama M, Nakanishi Y, et al. Sarcopenia as a prognostic biomarker of advanced urothelial carcinoma. PLoS One 2015; 10: e0115895.
29) Psutka SP, Boorjian SA, Moynagh MR, et al. Mortality after radical cystectomy: impact of obesity versus adiposity after adjusting for skeletal muscle wasting. J Urol 2015; 193: 1507-13.
30) Stene GB, Helbostad JL, Amundsen T, et al. Changes in skeletal muscle mass during palliative chemotherapy in patients with advanced lung cancer. Acta Oncol 2015; 54: 340-8.
31) Nakamura N, Hara T, Shibata Y, et al. Sarcopenia is an independent prognostic factor in male patients with diffuse large B-cell lymphoma. Ann Hematol 2015; 94: 2043-53.
32) Lanic H, Kraut-Tauzia J, Modzelewski R, et al. Sarcopenia is an independent prognostic factor in elderly patients with diffuse large B-cell lymphoma treated with immunochemotherapy. Leuk Lymphoma 2014; 55: 817-23.
33) Shachar SS, Williams GR, Muss HB, et al. Prognostic value of sarcopenia in adults with solid tumours: a meta-analysis and systematic review. Eur J Cancer 2016; 57: 58-67.
34) Pereira RA, Cordeiro AC, Avesani CM, et al. Sarcopenia in chronic kidney disease on conservative therapy: prevalence and association with mortality. Nephrol Dial Transplant 2015; 30: 1718-25.
35) Zhou Y, Hellberg M, Svensson P, et al. Sarcopenia and relationships between muscle mass, measured glomerular filtration rate and physical function in patients with chronic kidney disease stages 3-5. Nephrol Dial Transplant 2017; Mar 1. doi: 10.1093/ndt/gfw466
36) Moon SJ, Kim TH, Yoon SY, et al. Relationship between stage of chronic kidney disease and sarcopenia in Korean aged 40 years and older using the Korea National Health and Nutrition Examination Surveys (KNHANES IV-2, 3, and V-1, 2), 2008-2011. PLoS One 2015; 10: e0130740.
37) Sharma D, Hawkins M, Abramowitz MK. Association of sarcopenia with eGFR and misclassification of obesity in adults with CKD in the United States. Clin J Am Soc Nephrol 2014; 9: 2079-88.
38) Isoyama N, Qureshi AR, Avesani CM, et al. Comparative associations of muscle mass and muscle strength with mortality in dialysis patients. Clin J Am Soc Nephrol 2014; 9: 1720-8.
39) Kim JK, Choi SR, Choi MJ, et al. Prevalence of and factors associated with sarcopenia in elderly patients with end-stage renal disease. Clin Nutr 2014; 33: 64-8.
40) Lamarca F, Carrero JJ, Rodrigues JC, et al. Prevalence of sarcopenia in elderly maintenance hemodialysis patients: the impact of different diagnostic criteria. J Nutr Health Aging 2014; 18: 710-7.
41) Bataille S, Serveaux M, Carreno E, et al. The diagnosis of sarcopenia is mainly driven by muscle mass in hemodialysis patients. Clin Nutr 2017; 36: 1654-60.
42) Ren H, Gong D, Jia F, et al. Sarcopenia in patients undergoing maintenance hemodialysis: incidence rate, risk factors and its effect on survival risk. Ren Fail 2016; 38: 364-71.

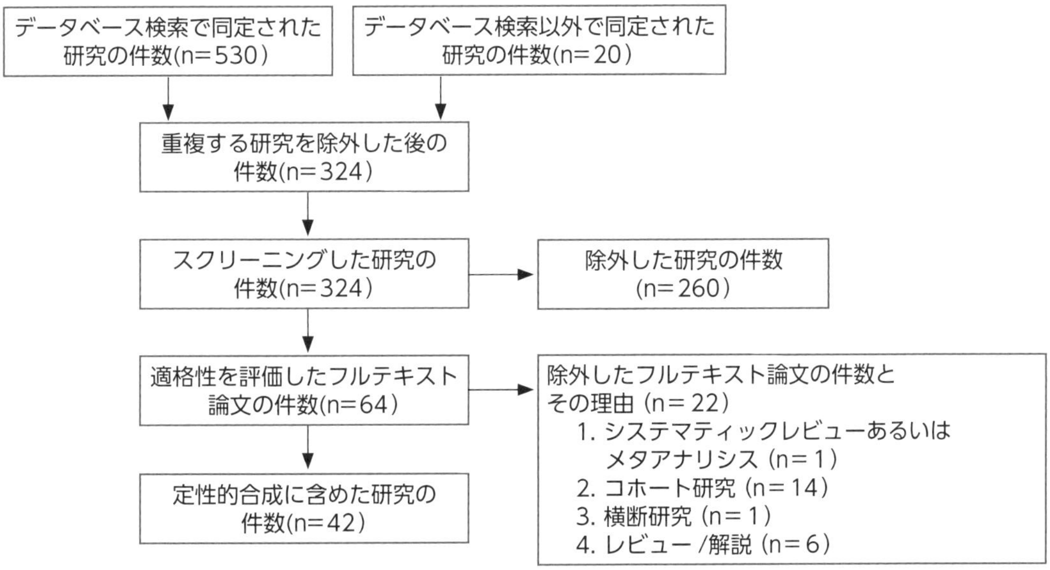

図 10　第 2 章 B-CQ2 のシステマティックレビューに使用した論文の抽出過程

Keywords

sarcopenia, heart failure, chronic kidney disease (CKD), renal failure, liver cirrhosis, chronic hepatitis, hyperthyroidism, cancer, malignant disease, chronic obstructive pulmonary disease (COPD), respiratory failure, cachexia, inflammatory bowel disease, human immunodeficiency virus (HIV), tuberculosis, stroke, polymyalgia rheumatica (PMR), connective tissure disorder

CQ3 運動器疾患における サルコペニアの有病率は？

ステートメント

- 骨粗鬆症とサルコペニアは併存しやすく，両者の合併は歩行障害やバランス喪失と関連する。
- サルコペニアと低骨密度は関係しており，大腿骨近位部骨折者，脊椎椎体骨折者におけるサルコペニアの有病率は高率である。
- 関節リウマチ，変形性関節症などの運動器障害はサルコペニアと深く関連している。

解説

1）骨粗鬆症，骨折患者におけるサルコペニアについて

骨粗鬆症とサルコペニアとの関連を示す報告が多数報告されている。サルコペニアと骨粗鬆症は加齢に伴う性ホルモンの低下，タンパク同化ホルモンの低下，ビタミンD不足，力学的負荷の減少など共通する要因が多くあることから，両者は密接に関連し，併存しやすいと考えられる[1)]。

骨粗鬆症ではサルコペニアを合併し[2, 3)]，歩行障害やバランス喪失につながる[2)]。転倒の既往があるとサルコペニア有病率が男女ともに高率である（オッズ比：男性4.42，女性2.34）[4)]。骨粗鬆症においてサルコペニアの存在は筋肉量の減少と筋力の低下による転倒をきたし，さらに骨量減少と骨強度を低下させ，骨粗鬆症性脆弱性骨折をきたす[5)]。逆に，骨粗鬆症の存在は近い将来のサルコペニアの発生リスクを有意に上昇させる[3)]。

（1）骨粗鬆症におけるサルコペニアの有病率

European Male Ageing Studyにおいて英国，ベルギーの40～79歳の地域住民男性679人を対象に，DXA，握力，歩行速度を測定し，骨密度とサルコペニア（EWGSOP基準）との関係を検討したところ，サルコペニアは骨量低下および骨粗鬆症と関連していた[6)]。Yoshimuraらは，地域在住高齢者1,099人の骨密度調査から骨粗鬆症（WHO基準）とサルコペニア（AWGS基準）の関係をみたところ，骨粗鬆症の有病率は24.9％で，そのうちの18.9％がサルコペニアを合併していたが，サルコペニアの有病率は8.2％で，そのうち57.3％が骨粗鬆症を合併していたと報告している[3)]。Miyakoshiらは2,400人での骨密度別サルコペニア合併率を示しており，腰椎骨密度正常群，骨量減少群，骨粗鬆症群それぞれでのサルコペニア有病率は10.4％，16.8％，20.4％で，大腿骨近位部骨密度正常群，骨量減少群，骨粗鬆症群それぞれのサルコペニア有病率は9.0％，17.8％，29.7％であったと報告している[7)]。また，60歳以上で正常骨密度を有する人ではサルコペニアの有病率は8.3～70％と報告されている[5)]。

（2）骨粗鬆症とサルコペニアの発生リスク

Yoshimuraらは，地域在住高齢者1,099人の骨密度調査から骨粗鬆症（WHO基準）の有無が将来のサルコペニア（AWGS基準）の発生に関係するのかを解析したところ，サルコペニアの累積発生率は年間2.0％で，骨粗鬆症の存在はサルコペニアの発症に有意に関連していた（交

絡因子調整済みオッズ比 2.99)[3]。

(3)骨折者におけるサルコペニアの有病率

591 人の大腿骨近位部骨折による入院患者でのサルコペニアの有病率は女性では 531 人中 340 人(64.0％)，男性では 60 人中 57 人(95％)と高く，特に男性では女性に比して高率(オッズ比 10.54)であった[8]。

大腿骨近位部骨折群，脊椎椎体骨折群におけるサルコペニア有病率は 47.3％，48.5％で，対照群の 31.8％に比して高率であった[9]。施設入所者ではサルコペニア有病率は高く，さらに骨粗鬆症を高率に合併していた[10]。男性高齢者においてサルコペニアは骨折につながる[11]。

2) そのほかの運動器疾患，障害におけるサルコペニアの有病率

関節リウマチでは罹病期間と握力低下が関連していることが報告されている[12]。

文献

1) Cederholm T, Cruz-Jentoft AJ, Maggi S. Sarcopenia and fragility fractures. Eur J Phys Rehabil Med 2013; 49: 111-7.
2) Waters DL, Hale L, Grant AM, et al. Osteoporosis and gait and balance disturbances in older sarcopenic obese New Zealanders. Osteoporos Int 2010; 21: 351-7.
3) Yoshimura N, Muraki S, Oka H, et al. Is osteoporosis a predictor for future sarcopenia, or vice-versa? Four-year observations between the second and third ROAD study surveys. Osteoporos Int 2017; 28: 189-99
4) Tanimoto Y, Watanabe M, Sun W, et al. Sarcopenia and falls in community-dwelling elderly subjects in Japan: Defining sarcopenia according to criteria of the European Working Group on Sarcopenia in Older People. Arch Gerontol Geriatr 2014; 59: 295-9.
5) Oliveira A, Vaz C. The role of sarcopenia in the risk of osteoporotic hip fracture. Clin Rheumatol 2015; 34: 1673-80.
6) Verschueren S, Gielen E, O'Neill TW, et al. Sarcopenia and its relationship with bone mineral density in middle-aged and elderly European men. Osteoporos Int 2013; 24: 87-98.
7) Miyakoshi N, Hongo M, Mizutani Y, et al. Prevalence of sarcopenia in Japanese women with osteopenia and osteoporosis. J Bone Miner Metab 2013; 31: 556-61.
8) Di Monaco M, Castiglioni C, Vallero F, et al. Sarcopenia is more prevalent in men than in women after hip fracture: a cross-sectional study of 591 inpatients. Arch Gerontol Geriatr 2012; 55: e48-52.
9) Hida T, Ishiguro N, Shimokata H, et al. High prevalence of sarcopenia and reduced leg muscle mass in Japanese patients immediately after a hip fracture. Geriatr Gerontol Int 2013; 13: 413-20.
10) Landi F, Liperoti R, Fusco D, et al. Prevalence and risk factors of sarcopenia among nursing home older residents. J Gerontol A Biol Sci Med Sci 2012; 67: 48-55.
11) Yu R, Leung J, Woo J. Incremental predictive value of sarcopenia for incident fracture in an elderly Chinese cohort: results from the Osteoporotic Fractures in Men (MrOs) Study. J Am Med Dir Assoc 2014; 15: 551-8.
12) Beenakker KG, Ling CH, Meskers CG, et al. Patterns of muscle strength loss with age in the general population and patients with a chronic inflammatory state. Ageing Res Rev 2010; 9: 431-6.

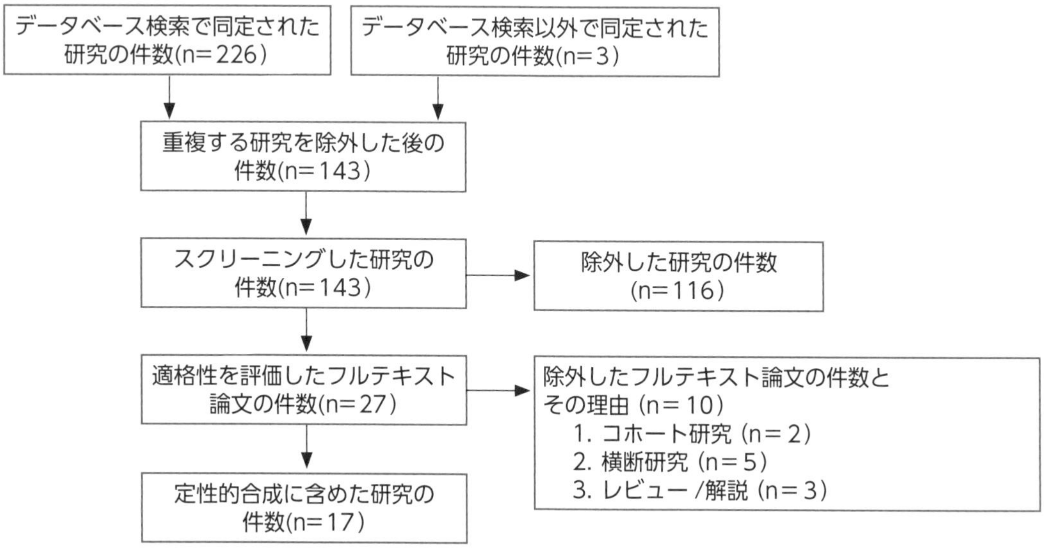

図 11　第 2 章 B-CQ3 のシステマティックレビューに使用した論文の抽出過程

Keywords

sarcopenia, rheumatoid arthritis, locomotive syndrome, osteoporosis, osteoarthritis, spondylitis, lumbar canal stenosis, hip fracture, vertebral compression fracture

CQ4 神経変性疾患ならびに認知機能障害におけるサルコペニアの有病率は？

ステートメント

- 神経変性疾患におけるサルコペニアの有病率は研究報告が少なく，明らかではない。
- 認知機能の低下が重度になるほど，サルコペニアの有病率が増加したが，平均年齢も高くなるため，その解釈には注意が必要である。

解説

神経変性疾患は，生活活動へ影響を及ぼすことから，サルコペニアの有病率は高いと推測される。しかし，現在のところ，EWGSOPやAWGSの基準に基づいた論文はまだなく，実際の有病率は明らかではない。

1）軽度認知障害とアルツハイマー型認知症におけるサルコペニアの有病率

国立長寿医療研究センターもの忘れ外来に通院する60歳以上の高齢者418人（平均年齢77.3歳）を対象とした調査[1]では，正常認知機能の高齢者（n=35）の8.6％，軽度認知障害高齢者（n=40）の12.5％，アルツハイマー型認知症高齢者（n=343）の23.3％にサルコペニアが併存していた。ただし，サルコペニアの診断基準は，AWGSに準じているが，身体機能の基準は，通常歩行速度の代わりにTimed Up & Go test（TUG）が用いられた。

英国の24地区の地域在住高齢者1,570人（平均年齢71.9歳）を対象とした調査[2]では，Test Your Memory（TYM）の値により，正常認知機能（TYM＞47［80歳未満］，＞46［80歳以上］），軽度認知障害（TYM：33～46［80歳未満］，33～45［80歳以上］），重度認知障害（TYM＜33）に分類し，EWGSOP基準の重症サルコペニアと評価される高齢者の割合を算出した。これによると，正常認知機能者（n=801）の1.5％，軽度認知障害者（n=636）の2.8％，重度認知障害者（n=133）の7.5％にサルコペニアが併存していた。

2）パーキンソン症候群におけるサルコペニアの有病率

イタリアのパーキンソン研究所で実施された報告[3]によると，65歳以上でMini-Mental State Examination（MMSE）＞24，薬剤起因性を除外したパーキンソニズムを有する高齢者364人（平均年齢71.9歳）のうち，EWGSOP基準に該当するサルコペニアの併存は6.6％と報告されており，そのうちパーキンソン病（PD）患者235人では6.0％に，PD以外のパーキンソニズム患者では7.8％にサルコペニアが併存していた。

文献

1)Sugimoto T, Ono R, Murata S, et al. Prevalence and associated factors of sarcopenia in elderly subjects with amnestic mild cognitive impairment or Alzheimer disease. Curr Alzheimer Res 2016; 13: 718-26.

2)Papachristou E, Ramsay SE, Lennon LT, et al. The relationships between body composition characteristics and cognitive functioning in a population-based sample of older British men. BMC Geriatr 2015; 15: 172.

3)Barichella M, Pinelli G, Iorio L, et al. Sarcopenia and dynapenia in patients with parkinsonism. J Am Med Dir Assoc 2016; 17: 640-6.

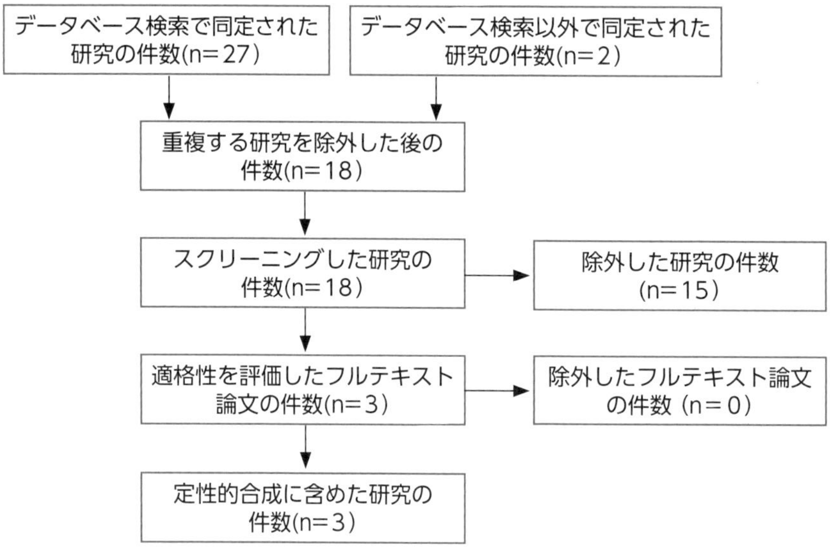

図 12　第 2 章 B-CQ4 のシステマティックレビューに使用した論文の抽出過程

Keywords

sarcopenia, mild cognitive impairment, Alzheimer's disease, Parkinsonism

CQ5 慢性疼痛，低栄養，フレイル，廃用症候群，ICUAW（intensive care unit-acquired weakness）におけるサルコペニアの有病率は？

ステートメント

- 低栄養ではサルコペニアが増加する。
- フレイルではサルコペニアを合併することが多い。
- 脊髄損傷，不活動，活動性低下ではサルコペニアの合併が増加する。
- 廃用症候群ではサルコペニアを合併することが多い。
- 外傷や手術などの侵襲は二次性サルコペニアの原因となる。

解説

低栄養ではサルコペニアの合併が増えるが，サルコペニア発症におけるタンパク質，アミノ酸，抗酸化物質の役割が報告されている[1～3]。高度の低栄養であるカヘキシアでのサルコペニアの有病率は高く，より重症であり[4]，フレイルではサルコペニアを合併することが報告されている[5～9]。

脊髄損傷，不活動，活動性低下ではサルコペニアを合併することが多い[10～12]。廃用症候群では低栄養を88～90％に認める。廃用症候群では低活動とともに低栄養を合併する。サルコペニアが深く影響しているものと思われる。

一方，運動が筋肉量，筋力，身体機能に与える影響と運動プラス栄養介入がサルコペニアの治療介入として報告されている。タンパク質の補充の有無にかかわらず，運動は筋肉量と筋力を改善する。高齢者には週3回，1日30分以上の運動が勧められている[13]。このように力学的負荷が低下した状態である廃用症候群ではサルコペニアを合併している。

イタリアの地域住民が急性期病院に入院した際に，EWGSOPの基準でサルコペニアを評価した調査結果によれば，退院後3ヵ月以内の死亡率はKaplan-Meier法でサルコペニア群のほうが高かった[14]。緊急手術を受けた80歳以上の高齢者（2008年～2010年）におけるサルコペニアの有病率は73％であり，サルコペニア症例では合併症も高率で，死亡率も高かった[15]。このように外傷や手術などの侵襲は二次性サルコペニアの原因となる。

文献

1) Kim JS, Wilson JM, Lee SR. Dietary implications on mechanisms of sarcopenia: roles of protein, amino acids and antioxidants. J Nutr Biochem 2010; 21: 1-13.
2) Landi F, Marzetti E, Martone AM, et al. Exercise as a remedy for sarcopenia. Curr Opin Clin Nutr Metab Care 2014; 17: 25-31.
3) Reisinger KW, van Vugt JL, Tegels JJ, et al. Functional compromise reflected by sarcopenia, frailty, and nutritional depletion predicts adverse postoperative outcome after colorectal cancer surgery. Ann Surg 2015; 261: 345-52.
4) Ali S, Garcia JM. Sarcopenia, cachexia and aging: diagnosis, mechanisms and therapeutic options - a mini-review. Gerontology 2014; 60: 294-305.
5) Cederholm T. Overlaps between frailty and sarcopenia definitions. Nestle Nutr Inst Workshop Ser 2015; 83: 65-9.
6) Landi F, Calvani R, Cesari M, et al. Sarcopenia as the biological substrate of physical frailty. Clin Geriatr Med 2015; 31: 367-74.
7) Mijnarends DM, Schols JM, Meijers JM, et al. Instruments to assess sarcopenia and physical frailty in older people living in a community (care) setting: similarities and discrepancies. J Am Med Dir Assoc 2015; 16: 301-8.
8) Morley JE, Malmstrom TK. Frailty, sarcopenia, and hormones. Endocrinol Metab Clin North Am 2013; 42: 391-405.
9) Spira D, Buchmann N, Nikolov J, et al. Association of low lean mass with frailty and physical performance: a comparison between two operational definitions of sarcopenia-data from the Berlin Aging Study II (BASE-II). J Gerontol A Biol Sci Med Sci 2015; 70: 779-84.
10) Carda S, Cisari C, Invernizzi M. Sarcopenia or muscle modifications in neurologic diseases: a lexical or patophysiological difference? Eur J Phys Rehabil Med 2013; 49: 119-30.
11) Evans WJ. Skeletal muscle loss: cachexia, sarcopenia, and inactivity. Am J Clin Nutr 2010; 91: 1123S-1127S.
12) Ferrucci L, Baroni M, Ranchelli A, et al. Interaction between bone and muscle in older persons with mobility limitations. Curr Pharm Des 2014; 20: 3178-97.
13) Phu S, Boersma D, Duque G. Exercise and sarcopenia. J Clin Densitom 2015; 18: 488-92.
14) Cerri AP, Bellelli G, Mazzone A, et al. Sarcopenia and malnutrition in acutely ill hospitalized elderly: prevalence and outcomes. Clin Nutr 2015; 34: 745-51.
15) Du Y, Karvellas CJ, Baracos V, et al. Acute Care and Emergency Surgery (ACES) Group. Sarcopenia is a predictor of outcomes in very elderly patients undergoing emergency surgery. Surgery 2014; 156: 521-7.

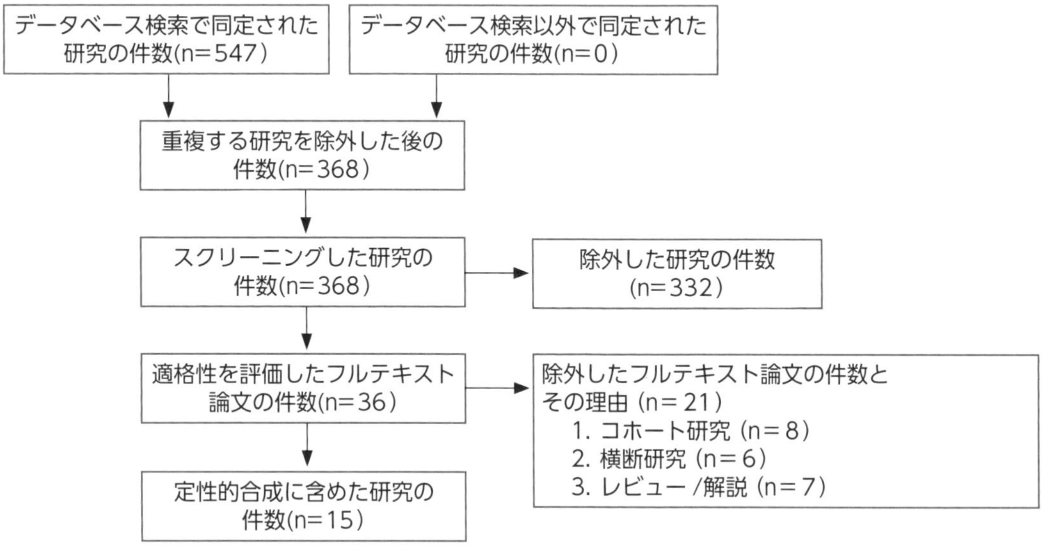

図 13　第 2 章 B-CQ5 のシステマティックレビューに使用した論文の抽出過程

Keywords

sarcopenia, chronic pain, malnutrition, frailty, disuse syndrome, ICU acquired weakness

第3章

サルコペニアの予防

CQ1 栄養・食事がサルコペニア発症を予防・抑制できるか？

ステートメント

- 適切な栄養摂取，特に1日に（適正体重）1kgあたり1.0g以上のタンパク質摂取はサルコペニアの発症予防に有効である可能性があり，推奨する。
（エビデンスレベル：低，推奨レベル：強）

解説

本項におけるシステマティックレビューでは，最終的に適切と判断された4論文についてシステマティックレビューを実施した。4編のうち横断研究が3編[1～3]，介入研究が1編[4]であった。

65歳以上の日本人1,074人を対象として質問紙法により食品摂取の多様性を評価し，多様性の有無によってサルコペニアの状態を評価した研究[1]では，男性においてサルコペニアと食品摂取の多様性は多変量解析でも有意な関連性が認められた（オッズ比3.03，95％ CI 1.17～7.86）が，女性においては有意な関連性は認められなかった。高齢女性（554人，平均年齢68.19歳）を対象とした食事記録から総タンパク質摂取量で四分位に群分けし，除脂肪量との関連を分析した研究[2]では，タンパク質摂取の多い群で除脂肪量が高値であった。さらに，18～79歳の女性2,570人を対象としてマグネシウム摂取量と筋量，筋力の関連を検討した研究[3]では，除脂肪量（率）および膝伸展筋力では関連がみられたが，握力では認められていない。

65歳以上のサルコペニア肥満女性104人についてタンパク質摂取量多寡の食事介入を実施した研究[4]では，通常タンパク質摂取群（0.8g/kg 適正体重/日）および高タンパク質摂取群（1.2g/kg 適正体重/日）の2群に割付け，3ヵ月間のカロリー制限食（20～25kcal/kg 適正体重/日）による食事介入を実施した。その結果，通常タンパク質摂取群では筋肉指数（MMI）が有意に低下した（前値7.1 ± 0.2，後値6.9 ± 0.1kg/m^2，$p < 0.01$）が，高タンパク質摂取群では有意に上昇した（前値6.9 ± 0.1，後値7.1 ± 0.4kg/m^2，$p < 0.01$）。

以上の研究報告から，サルコペニアの予防・改善には食事の多様性およびタンパク質摂取（最低でも1.0g/kg 適正体重/日）が有効であると考えられる。

文献

1) 谷本芳美, 渡辺美鈴, 杉浦裕美子, ほか. 地域高齢者におけるサルコペニアに関連する要因の検討. 日本公衛誌 2013; 60: 683-90.
2) Isanejad M, Mursu J, Sirola J, et al. Association of protein intake with the change of lean mass among elderly women: The Osteoporosis Risk Factor and Prevention - Fracture Prevention Study (OSTPRE-FPS). J Nutr Sci 2015; 4: e41.
3) Welch AA, Kelaiditi E, Jennings A, et al. Dietary magnesium is positively associated with skeletal muscle power and indices of muscle mass and may attenuate the association between circulating c-reactive protein and muscle mass in women. J Bone Miner Res 2016; 31: 317-25.
4) Muscariello E, Nasti G, Siervo M, et al. Dietary protein intake in sarcopenic obese older women. Clin Interv Aging 2016; 11: 133-40.

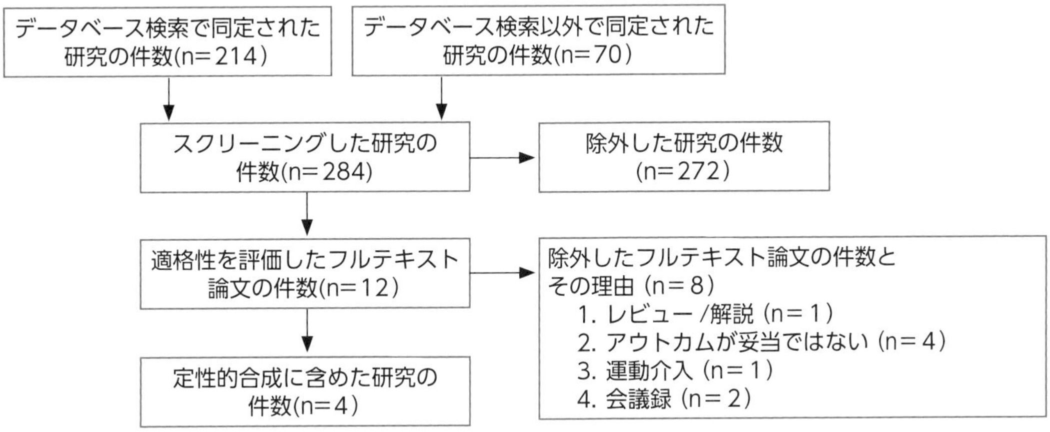

図 14　第 3 章 -CQ1 のシステマティックレビューに使用した論文の抽出過程

Keywords

sarcopenia, caloric restriction, protein (meat, fish, animal protein, vegetable protein, whey protein), amino acid, leucine, BCAA (branched chain amino acids), vitamin, carbohydrate, fat, fatty acid, polyphenol, catechin, supplement, cohort

CQ2 運動がサルコペニア発症を予防・抑制できるか？

ステートメント

- **運動習慣ならびに豊富な身体活動量はサルコペニアの発症を予防する可能性があり，運動ならびに活動的な生活を推奨する。**
（エビデンスレベル：低，推奨レベル：強）

解説

システマティックレビューに使用した9論文のうち群間比較した介入研究はなく，3つの縦断研究[1～3]ならびに7つの横断研究[4～9]（1論文[4]は症例対照研究も含む）であった。サルコペニアの診断は9論文のうち，EWGSOP基準（カットオフ値は統一されていないが診断に骨格筋量，握力，歩行速度を使用）に準じたものは2論文にすぎず[3,4]，他はすべて骨格筋量のみで評価していた。運動（活動量）の評価は加速度計を使用した客観的な評価[2,5,6,8]から，質問票による主観的評価まで様々であった。

横断研究のなかで，65歳以上の日本人高齢者1,000人を対象とした症例対照研究では，中年時代（20～50歳）の運動習慣の存在は，年齢，性別，BMIで調整後もサルコペニア発症と有意な関連を認めた（対運動習慣なし，オッズ比0.53［95%CI 0.31～0.90］）[4]。運動習慣や身体活動量と骨格筋量を検討したその他の5つの横断研究の報告はすべて身体活動量と骨格筋量の正の関係を認めた[5～9]。

日本人3,608人を対象とした10年間の観察研究では，総身体活動量，余暇身体活動量ならびに歩数が多いほど，サルコペニア発症リスクが低下した（オッズ比，総身体活動量：100,000 METs-min/yごとに0.912［95%CI 0.868～0.958］，余暇身体活動量：100,000 METs-min/yごとに0.909［95%CI 0.844～0.979］，歩数：1,000歩増加ごとに0.985［95%CI 0.973～0.997］）[1]。一方，同研究で65歳以上ではサルコペニア発症と上記の活動量，歩数と有意な関係を認めていない[1]。また65～84歳の日本人468人を対象とした5年間の観察研究では，加速度計を用いた歩数ならびに活動量とサルコペニア発症との間に有意な関係を認めている[2]。歩数（四分位）が最も低い群では，最も高い群と比べ，男性でサルコペニア発症の相対リスクは2.33（95%CI 1.43～4.51），女性で2.99（95%CI 1.91～3.41）で，3METs以上の身体活動時間（四分位）が最も少ない群では，最も多い群と比べ相対リスクは男性で3.01（95%CI 2.02～5.99），女性で3.49（95%CI 2.11～6.32）であった。香港の65歳以上の地域高齢者4,000人を4年間観察した研究では，登録時の身体活動量が高いとサルコペニア発症リスクが有意に低かった（交絡因子調整後オッズ比0.995［95%CI 0.991～0.999］）[3]。

今回の検討では介入研究は存在せず，運動のサルコペニア発症予防としてのエビデンスレベルは限定的であるが，一方で運動によってサルコペニア発症リスクが高まることを示唆するエビデンスはなかった。また，生理学的な研究では運動ならびに活動的な生活は筋力や筋量の維持に有用であることは明らかであり，サルコペニア予防の基本として強く推奨する。

文献

1) 下方浩史，安藤富士子．疫学研究からのサルコペニアとそのリスク：特に栄養との関連．日老医誌 2012; 49: 721-5.
2) Shephard RJ, Park H, Park S, et al. Objectively measured physical activity and progressive loss of lean tissue in older Japanese adults: longitudinal data from the Nakanojo study. J Am Geriatr Soc 2013; 61: 1887-93.
3) Yu R, Wong M, Leung J, et al. Incidence, reversibility, risk factors and the protective effect of high body mass index against sarcopenia in community-dwelling older Chinese adults. Geriatr Gerontol Int 2014; 14: 15-28.
4) Akune T, Muraki S, Oka H, et al. Exercise habits during middle age are associated with lower prevalence of sarcopenia: the ROAD study. Osteoporos Int 2014; 25: 1081-8.
5) 山田陽介，飛奈卓郎，木村みさか，ほか．高齢者の筋量と身体活動の強度・量・質の関係を明らかにする：sarcopenia 予防のための運動基準作成に向けての基礎的研究．デサントスポーツ科学 2011; 32: 72-80.
6) Abe T, Mitsukawa N, Thiebaud RS, et al. Lower body site-specific sarcopenia and accelerometer-determined moderate and vigorous physical activity: the HIREGASAKI study. Aging Clin Exp Res 2012; 24: 657-62.
7) 井元淳，豊永敏宏，出口純子，ほか．男性勤労者におけるサルコペニア予備群と身体特性，ライフスタイルとの関係．日職災医誌 2014; 62: 376-81.
8) Park H, Park S, Shephard RJ, et al. Yearlong physical activity and sarcopenia in older adults: the Nakanojo Study. Eur J Appl Physiol 2010; 109: 953-61.
9) Kim SH, Kim TH, Hwang HJ. The relationship of physical activity (PA) and walking with sarcopenia in Korean males aged 60 years and older using the Fourth Korean National Health and Nutrition Examination Survey (KNHANES Ⅳ-2, 3), 2008-2009. Arch Gerontol Geriatr 2013; 56: 472-7.

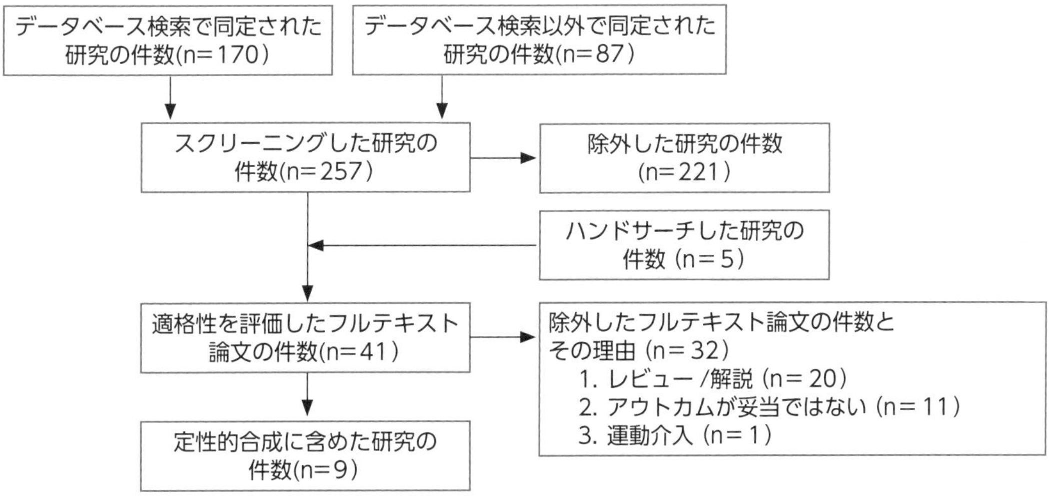

図 15　第 3 章 -CQ2 のシステマティックレビューに使用した論文の抽出過程

Keywords

sarcopenia, exercise, sports, athlete, habit, regular exercise, aerobic exercise (walking, jogging), recreational activity, balance training, resistance training, locomotive training, Tai Chi, leisure-time activity, endurance training, cohort

CQ3 生活習慣病，慢性疾患に対する治療がサルコペニア発症を予防・抑制できるか？

ステートメント

- 高血圧，糖尿病，脂質異常症に対する治療薬，アンドロゲン薬，また糖尿病，慢性腎臓病（CKD），慢性心不全，肝不全（肝硬変）に対する運動・栄養管理がサルコペニアの発症を予防する可能性はあるが，一定の結論は得られていない。
（エビデンスレベル：低，推奨レベル：弱）

解説

本項におけるシステマティックレビューにより抽出された論文は0であった。しかし，高血圧，糖尿病，CKD，心不全，肝不全（肝硬変）などについては，いくつか本CQに関するエビデンスが存在する。

平均年齢77歳以上の高齢女性を対象に，ACE阻害薬の使用と筋力，歩行速度の変化を検討した3年間の後ろ向き観察研究において，ACE阻害薬を継続的に使用していた群では，ACE阻害薬の断続的使用群，ACE阻害薬非使用群，他剤使用群と比較し，膝伸展筋力，歩行速度の低下度が有意に小さかった[1)]。一方で平均年齢75歳の高齢高血圧者120人を対象に，カルシウム拮抗薬とACE阻害薬の筋力と身体機能に対する影響をみたRCTでは，9ヵ月間の筋力，歩行速度の変化は2薬剤間で差がなく，非転倒率も同等であった[2)]。2010年以後はサルコペニアの指標をアウトカムにした降圧薬のエビデンスはほとんどないが，レニン・アンジオテンシン（RA）系阻害薬による筋タンパク質分解抑制効果，筋修復能改善効果を示す基礎研究は多数存在するため，RA系阻害薬がサルコペニアに対し予防的に作用する可能性はある。

糖尿病患者においてもアミノ酸に対する筋同化反応は低下していないことが知られているが，高齢糖尿病患者を対象に半年間のロイシン投与の効果を検討したRCTでは，その有効性が確認されなかった[3)]。糖尿病治療薬については，65歳以上の男性を対象とし四肢骨格筋量の変化を3.5年間追跡したコホート研究において，糖尿病患者のうちチアゾリジン薬とビグアナイド薬以外を使用していた群において四肢骨格筋量が4.4％低下したのに対し，チアゾリジン薬とビグアナイド薬を使用していた群では1.8％の低下であった[4)]。ビグアナイド薬で治療中の65歳以上の糖尿病患者に対し，SU薬またはDPP-4阻害薬を追加投与した際のサルコペニア指標の変化をみた検討では，DPP-4阻害薬群でSU薬群より有意に骨格筋量が多く，握力が強く維持されていた[5)]。このように，インスリン抵抗性改善または抗炎症効果を有する糖尿病治療薬がサルコペニア発症を予防する可能性はある。

低タンパク質食療法を施行中の保存期CKD患者を対象に12週間の筋力トレーニングを

行った検討では，タンパク質制限（0.64g/kg体重/日）単独群と比較し，筋力トレーニング併用群でサルコペニア指標が改善した[6]。透析患者に対する身体トレーニングの効果をまとめたシステマティックレビュー，メタアナリシスでは，レジスタンス運動と有酸素運動により握力，歩行速度が改善した[7]。透析患者を対象に経腸栄養剤投与単独と下肢筋力トレーニング併用の効果を比較したRCTでは，経腸栄養剤により骨格筋量は増加したが，下肢筋力トレーニング併用による骨格筋量のさらなる増加はみられなかった[8]。ほとんどが小規模の検討ではあるが，CKDに対する運動・栄養補充がサルコペニアを予防する可能性がある。

心不全患者を対象に栄養補充とレジスタンス運動の効果を検討したRCTでは，BCAA 10g/日を3ヵ月間投与と運動を同時に行った群は，運動のみの群に比し筋力増加は有意ではなく，運動による筋力改善効果が示されている（BCAA+運動 8.0%増加，運動のみ11.4%増加）[9]。

肝不全については，アルコール性肝硬変に対するBCAA投与によりmTORシグナルを介した筋タンパク質合成が誘導され，オートファジー不全が改善することが臨床的に示されており[10]，サルコペニアまたはその指標が改善する可能性はある。肝硬変患者を対象に夜食療法による骨格筋量への効果をみたわが国のRCTでは，骨格筋量の変化はみられなかったとの報告[11]をはじめ，多数の栄養療法に関する検討はあるが，サルコペニア指標をアウトカムとした検討は少ない。

アンドロゲン薬に関しては11のRCTによるメタアナリシスが存在し，アンドロゲン薬により筋量または筋力が増加することが2006年にすでに示されている[12]が，本CQのようにサルコペニア予防を目的にアンドロゲン薬を用いるという研究デザインがないため，論文が抽出されなかった可能性がある。

文献

1) Onder G, Penninx BW, Balkrishnan R, et al. Relation between use of angiotensin-converting enzyme inhibitors and muscle strength and physical function in older women: an observational study. Lancet 2002; 359: 926-30.
2) Bunout D, Barrera G, de la Maza MP, et al. Effects of enalapril or nifedipine on muscle strength or functional capacity in elderly subjects: a double blind trial. J Renin Angiotensin Aldosterone Syst 2009; 10: 77-84.
3) Leenders M, Verdijk LB, van der Hoeven L, et al. Prolonged leucine supplementation does not augment muscle mass or affect glycemic control in elderly type 2 diabetic men. J Nutr 2011; 141: 1070-6.
4) Lee CG, Boyko EJ, Barrett-Connor E, et al. Osteoporotic Fractures in Men (MrOS) Study Research Group. Insulin sensitizers may attenuate lean mass loss in older men with diabetes. Diabetes Care 2011; 34: 2381-6.
5) Rizzo MR, Barbieri M, Fava I, et al. Sarcopenia in elderly diabetic patients: role of dipeptidyl peptidase 4 inhibitors. J Am Med Dir Assoc 2016; 17: 896-901.
6) Castaneda C, Gordon PL, Uhlin KL, et al. Resistance training to counteract the catabolism of a low-protein diet in patients with chronic renal insufficiency. Ann Intern Med 2001; 135: 965-76.
7) Heiwe S, Jacobson SH. Exercise training in adults with CKD: a systematic review and meta-analysis. Am J Kidney Dis 2014; 64: 383-93.
8) Martin-Alemañy G, Valdez-Ortiz R, Olvera-Soto G, et al. The effects of resistance exercise and oral nutritional supplementation during hemodialysis on indicators of nutritional status and quality of life. Nephrol Dial Transplant 2016; 31: 1712-20.
9) Pineda-Juárez JA, Sánchez-Ortiz NA, Castillo-Martínez L, et al. Changes in body composition in heart failure patients after a resistance exercise program and branched chain amino acid supplementation. Clin Nutr 2016; 35: 41-7.
10) Tsien C, Davuluri G, Singh D, et al. Metabolic and molecular responses to leucine-enriched branched chain amino acid supplementation in the skeletal muscle of alcoholic cirrhosis. Hepatology 2015; 61: 2018-29.
11) Yamanaka-Okumura H, Nakamura T, Miyake H, et al. Effect of long-term late-evening snack on

health-related quality of life in cirrhotic patients. Hepatol Res 2010; 40: 470-6.
12) Ottenbacher KJ, Ottenbacher ME, Ottenbacher AJ, et al. Androgen treatment and muscle strength in elderly men: a meta-analysis. J Am Geriatr Soc 2006; 54: 1666-73.

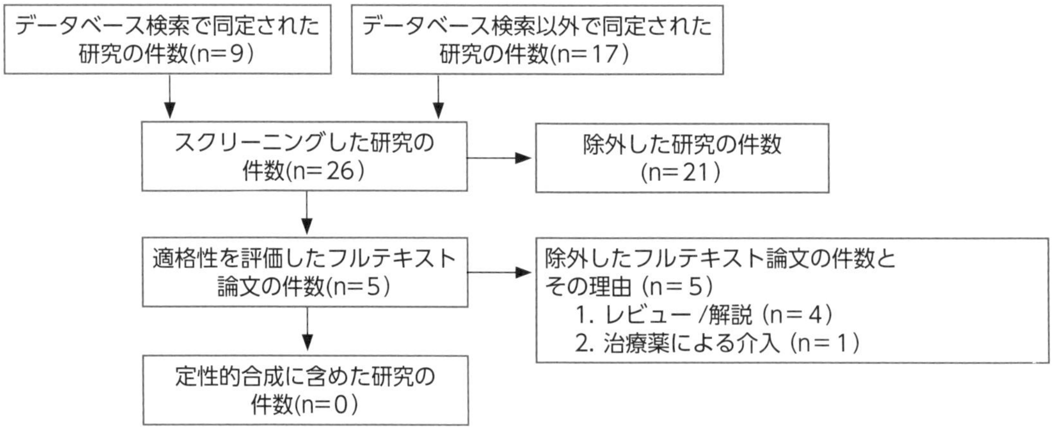

図 16　第 3 章 -CQ3 のシステマティックレビューに使用した論文の抽出過程：高血圧

Keywords
sarcopenia, hypertension, anti-hypertension treatment, salt restriction, RA inhibitor (ACE inhibitor, ARB, MR antagonist), thiazide, calcium channel blocker

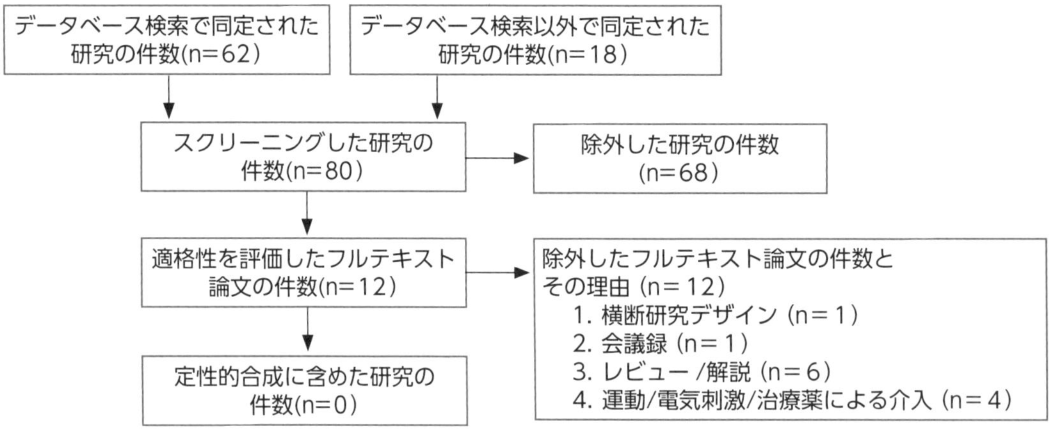

図 17　第 3 章 -CQ3 のシステマティックレビューに使用した論文の抽出過程：糖尿病

Keywords
sarcopenia, diabetes, glucose management, insulin resistance, postprandial hyperglycemia (low glycemic index), insulin, metformin, thiazolidinedione, DPP4 inhibitor, GLP-1 analog, α-glucosidase inhibitor, SGLT2 inhibitor, sulfonylurea, glinide

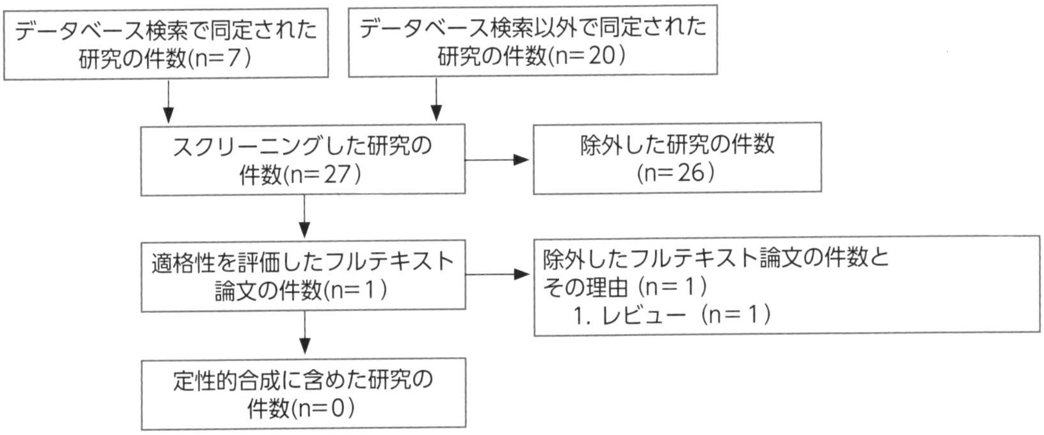

図 18　第 3 章 -CQ3 のシステマティックレビューに使用した論文の抽出過程：脂質異常症

Keywords
sarcopenia, dyslipidemia, statin, ezetimibe, fibrate, n-3 fatty acid, niacin, probucol, resin

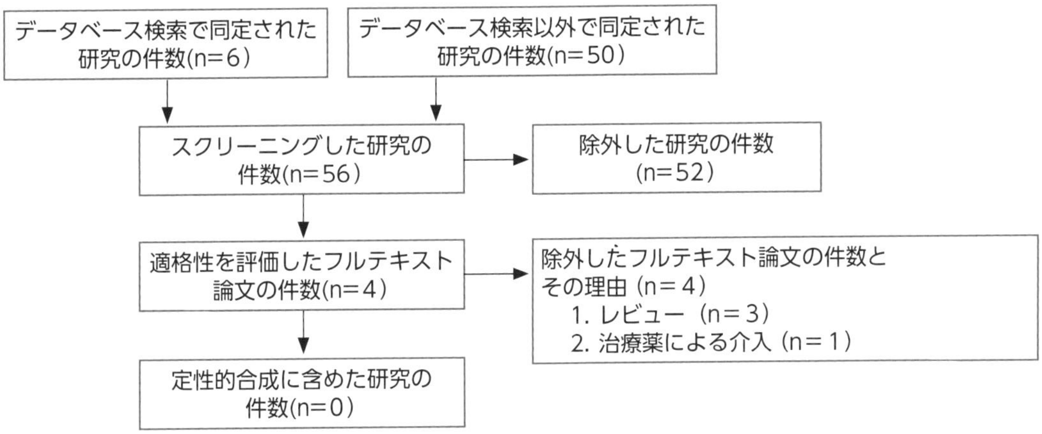

図 19　第 3 章 -CQ3 のシステマティックレビューに使用した論文の抽出過程：慢性腎臓病

Keywords
sarcopenia, chronic kidney disease, RA inhibitor, renal anemia treatment（Fe, erythropoietin）, dialysis, renal transplantation

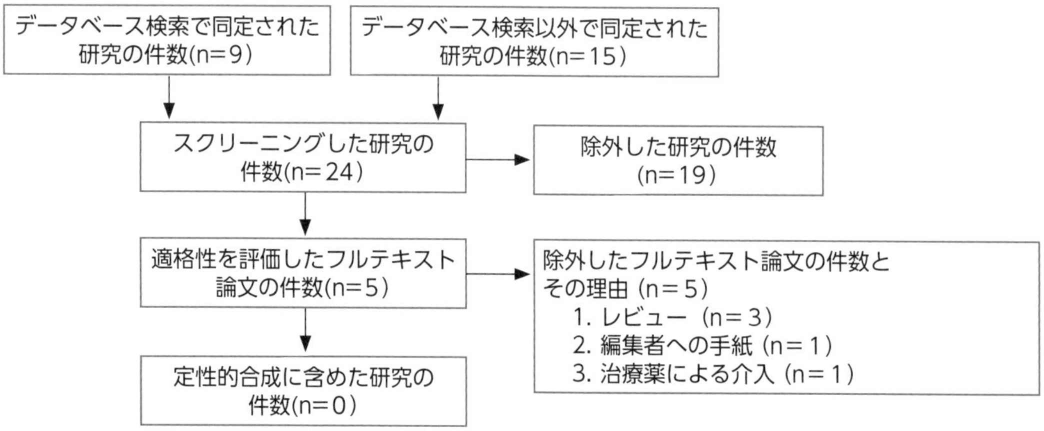

図 20　第 3 章 -CQ3 のシステマティックレビューに使用した論文の抽出過程：慢性心不全

Keywords
sarcopenia, heart failure, heart failure treatment, RA inhibitor, β-blocker, diuretics, cardiac rehabilitation, cardiac transplantation, diet therapy, exercise intervention

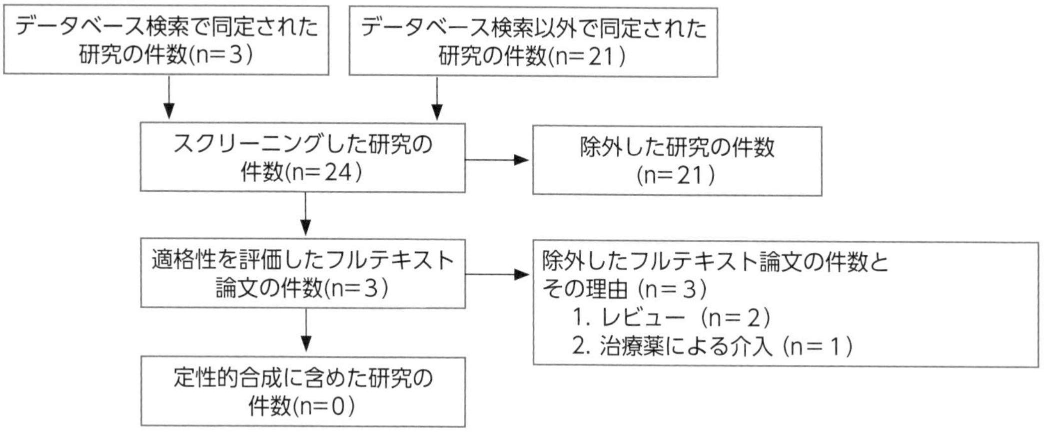

図 21　第 3 章 -CQ3 のシステマティックレビューに使用した論文の抽出過程：慢性閉塞性肺疾患

Keywords
sarcopenia, chronic obstructive pulmonary disease, oxygen therapy, LAMA, LAMA+LABA, respiratory rehabilitation, diet therapy, exercise intervention

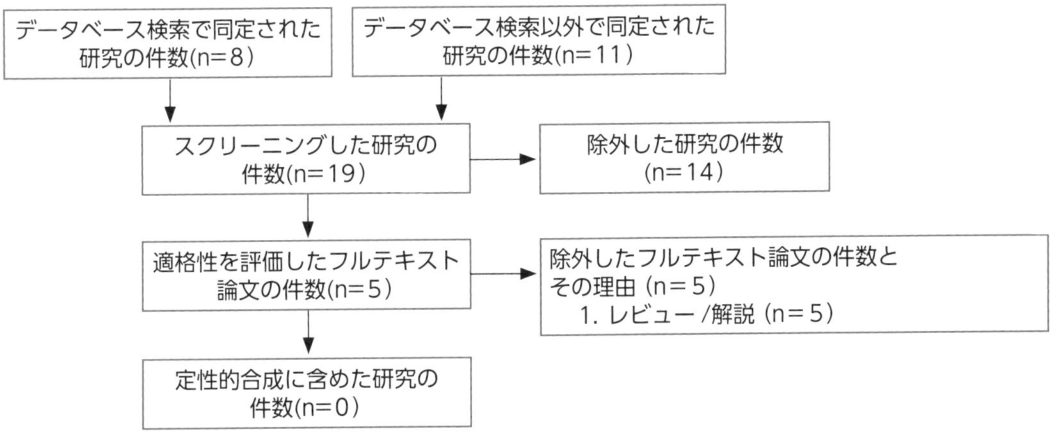

図 22　第 3 章 -CQ3 のシステマティックレビューに使用した論文の抽出過程：肝不全（肝硬変）

Keywords
sarcopenia, liver cirrhosis, liver transplantation, diet therapy, exercise intervention

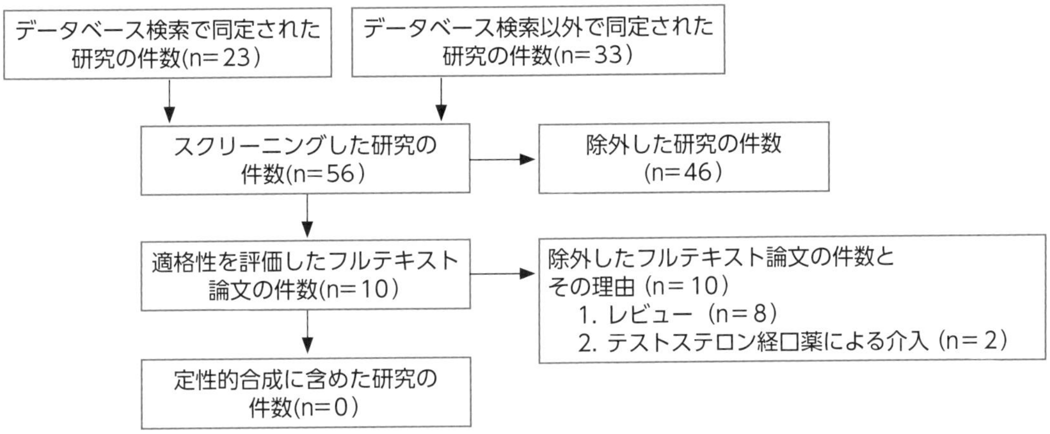

図 23　第3章 -CQ3のシステマティックレビューに使用した論文の抽出過程：アンドロゲン薬，カルニチン製剤

Keywords
sarcopenia, testosterone, growth hormone, L-carnitine

第4章

サルコペニアの治療

CQ1 運動療法はサルコペニアの治療法として有効か？

ステートメント

●サルコペニアを有する人への運動介入は，四肢骨格筋量，膝伸展筋力，通常歩行速度，最大歩行速度の改善効果があり，推奨される。
（エビデンスレベル：非常に低，推奨レベル：弱）

解説

一般的に運動介入が筋力や身体機能に恩恵をもたらすことはよく知られている。しかしながら，サルコペニアを有する対象者に対しても，同じように望ましい有効性を発揮するかについては，不明な点が多く残されている。サルコペニアの基本概念である骨格筋量データを揃えた7つのRCTに関するメタアナリシス論文がある[1)]。それによれば，ほとんどの試験で筋力[2～6)]，歩行などの身体機能[3～5, 7)]は改善されるという結果であったのに対して，骨格筋量が増加したのは3試験だけであった[2, 4, 5)]。ただし，これらのRCTで解析された対象はフレイルを合併した地域在住高齢者が主体となっており[1)]，介入前にサルコペニアと診断された高齢者にその結論を当てはめてよいかには疑問がある。すなわち，サルコペニアの患者に絞られたRCTでの検討が必要と考えられた。

今回のシステマティックレビュー（図24）[8)]では，EWGSOPまたはAWGSなどサルコペニアの診断基準を満たした高齢者を対象としたRCTを検索したが，スクリーニングされたRCTはいずれもinclusion criteria（組入れ基準）がEWGSOPまたはAWGSなどサルコペニアの診断基準を満たした高齢者を対象としていなかかったため，骨格筋量減少に加えて筋力の低下または身体機能の低下を組み合わせてサルコペニアの診断を行ったRCTを対象とした。抽出された3試験[9～11)]における運動介入の方法は，レジスタンス運動が含まれている包括的な訓練プログラムを60分，週2回，3ヵ月間実施するというものであった。栄養介入あるいは健康教育を行った群を対照群として解析したところ，包括的な訓練プログラムによって，四肢骨格筋量は0.38kg，通常歩行速度は0.11m/秒，最大歩行速度は0.26m/秒，膝伸展筋力は0.11Nm/kgおよび8.55Nmの改善が得られた[8)]。一方，包括的な訓練プログラムの握力への効果はみられなかった[8)]。サルコペニア診断もEWGSOPやAWGSなどの確定した診断基準によるものではなく，骨格筋量減少によって診断されていたことは考慮に入れる必要がある。

他の運動方法に関しては，全身振動トレーニング（WBV）による介入は，訓練なしの対照群と比較して，大腿四頭筋内側広筋断面積や膝伸展筋力の改善には無効であった[12)]。

以上の結果から，運動介入は，3ヵ月で骨格筋量，筋力，歩行速度の改善にある程度の役割を果たす可能性があることが示された。ただし，介入前のサルコペニア診断の基準が最新の確立された診断基準と必ずしも一致しない点，さらに，非常に低いエビデンスレベルに留まっている点が課題として残っており，それらを解決するためにはさらなる臨床研究が必要である。

1. 3ヵ月後の四肢骨格筋量 (kg)

	介入群			対照群				平均値の差
Study or Subgroup	Mean	SD	Total	Mean	SD	Total	Weight	IV, Random, 95%CI
Kim 2012	13.8986	1.4519	70	13.35	1.1154	74	44.8%	0.55 (0.12, 0.97)
Kim 2013	14.3173	1.4869	59	13.8404	1.3932	57	34.0%	0.48 (-0.05, 1.00)
Kim 2016	13	2.2356	70	13.1463	2.0338	67	21.2%	-0.15 (-0.86, 0.57)
Total(95%CI)			199			198	100.0%	0.38 (0.01, 0.74)

Heterogeneity: Tau^2=0.03; Chi^2=2.79, df=2(P=0.25); I^2=28%
Test for overall effect: Z=2.03(P=0.04)

平均値の差
IV, Random, 95%CI

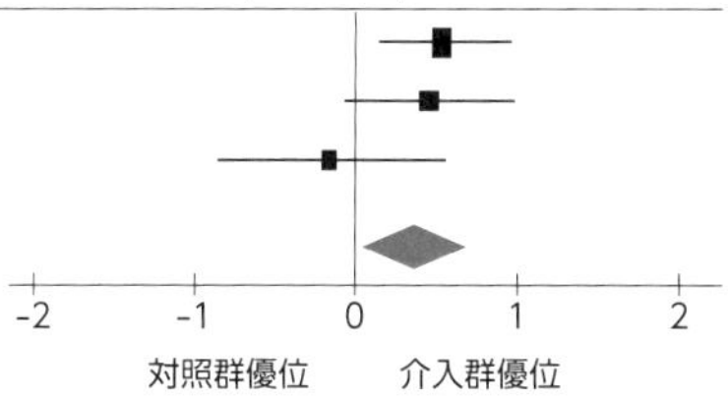

2. 3ヵ月後の握力(kg)

	介入群			対照群				平均値の差
Study or Subgroup	Mean	SD	Total	Mean	SD	Total	Weight	IV, Random, 95%CI
Kim 2013	19.2944	4.5844	59	17.4195	3.2036	57	50.4%	1.87 (0.44, 3.31)
Kim 2016	19.94	4.5548	70	21.0015	4.5854	67	49.6%	-1.06 (-2.59, 0.47)
Total(95%CI)			129			124	100.0%	0.42 (-2.46, 3.30)

Heterogeneity: Tau^2=3.74; Chi^2=7.52, df=1(P=0.006); I^2=87%
Test for overall effect: Z=0.29(P=0.78)

平均値の差
IV, Random, 95%CI

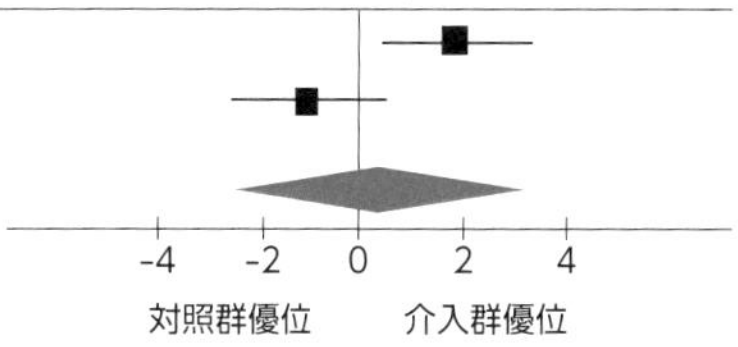

3. 3ヵ月後の通常歩行速度(m/秒)

	介入群			対照群				平均値の差
Study or Subgroup	Mean	SD	Total	Mean	SD	Total	Weight	IV, Random, 95%CI
Kim 2012	1.466	0.2613	70	1.29	0.2169	74	32.8%	0.18 (0.10, 0.25)
Kim 2013	1.3649	0.2699	59	1.2498	0.1935	57	31.0%	0.12 (0.03, 0.20)
Kim 2016	1.2486	0.2048	70	1.2	0.1985	67	36.2%	0.05 (-0.02, 0.12)
Total(95%CI)			199			198	100.0%	0.11 (0.04, 0.19)

Heterogeneity: Tau^2=0.00; Chi^2=5.86, df=2(P=0.05); I^2=66%
Test for overall effect: Z=2.86(P=0.004)

平均値の差
IV, Random, 95%CI

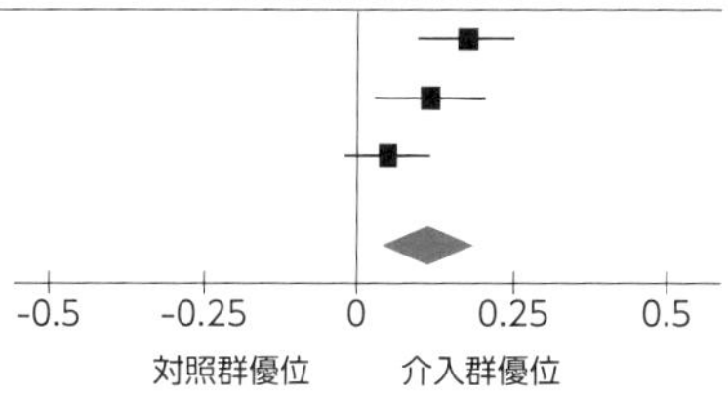

4. 3ヵ月後の最大歩行速度(m/秒)

	介入群			対照群				平均値の差
Study or Subgroup	Mean	SD	Total	Mean	SD	Total	Weight	IV, Random, 95%CI
Kim 2012	1.9817	0.3257	70	1.78	0.3213	74	51.4%	0.20 (0.10, 0.31)
Kim 2013	2.0354	0.3539	59	1.71	0.2643	57	48.6%	0.33 (0.21, 0.44)
Total(95%CI)			129			131	100.0%	0.26 (0.14, 0.38)

Heterogeneity: Tau^2=0.00; Chi^2=2.44, df=1(P=0.12); I^2=59%
Test for overall effect: Z=4.23(P<0.0001)

平均値の差
IV, Random, 95%CI

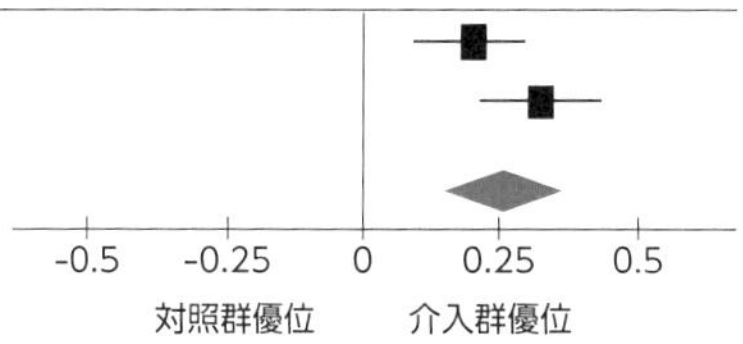

5. 3ヵ月後の膝伸展筋力 (Nm/kg)

	介入群			対照群				平均値の差
Study or Subgroup	Mean	SD	Total	Mean	SD	Total	Weight	IV, Random, 95%CI
Kim 2012	1.1837	0.2767	70	1.07	0.2629	74	100.0%	0.11 (0.03, 0.20)
Total(95%CI)			70			74	100.0%	0.11 (0.03, 0.20)

Heterogeneity: Not applicable
Test for overall effect: Z=2.52(P=0.01)

平均値の差
IV, Random, 95%CI

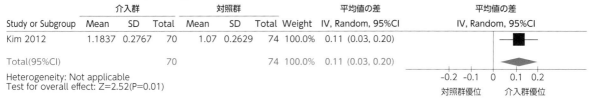

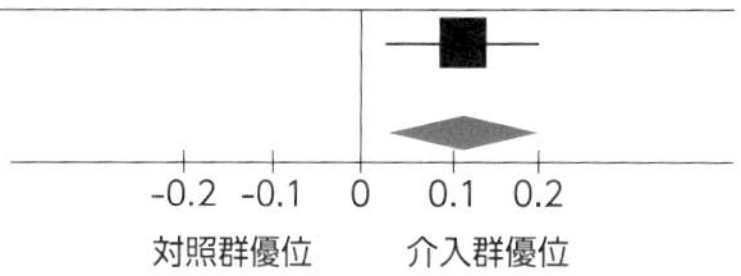

図 24　サルコペニアに対する運動療法の効果をみた RCT のメタアナリシス

Yoshimura Y, et al. J Am Med Dir Assoc 2017; 18: 553. e1-553. e16.

6. 3ヵ月後の膝伸展筋力 (Nm)

Study or Subgroup	介入群 Mean	介入群 SD	介入群 Total	対照群 Mean	対照群 SD	対照群 Total	Weight	平均値の差 IV, Random, 95%CI
Kim 2013	49.789	11.3296	59	41.2425	9.7663	57	100.0%	8.55(4.70, 12.39)
Total(95%CI)			59			57	100.0%	8.55(4.70, 12.39)

Heterogeneity: Not applicable
Test for overall effect: Z=4.36(P<0.0001)

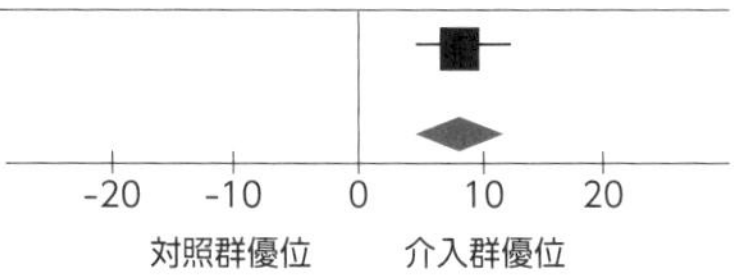

7. 3ヵ月後の膝伸展筋力 (N)

Study or Subgroup	介入群 Mean	介入群 SD	介入群 Total	対照群 Mean	対照群 SD	対照群 Total	Weight	平均値の差 IV, Random, 95%CI
Kim 2012	1.9817	0.3257	70	1.78	0.3213	74	51.4%	0.20 (0.10, 0.31)
Kim 2013	2.0354	0.3539	59	1.71	0.2643	57	48.6%	0.33 (0.21, 0.44)
Total(95%CI)			129			131	100.0%	0.26 (0.14, 0.38)

Heterogeneity: $Tau^2=0.00$; $Chi^2=2.44$, df=1(P=0.12); $I^2=59\%$
Test for overall effect: Z=4.23(P<0.0001)

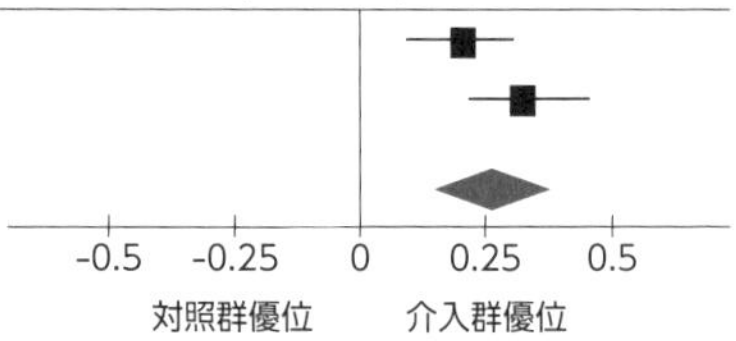

図 24　サルコペニアに対する運動療法の効果をみた RCT のメタアナリシス（つづき）

文献

1) Cruz-Jentoft AJ, Landi F, Schneider SM, et al. Prevalence of and interventions for sarcopenia in ageing adults: a systematic review. Report of the International Sarcopenia Initiative (EWGSOP and IWGS). Age Ageing 2014; 43: 748-59.
2) Binder EF, Yarasheski KE, Steger-May K, et al. Effects of progressive resistance training on body composition in frail older adults: results of a randomized, controlled trial. J Gerontol A Biol Sci Med Sci 2005; 60: 1425-31.
3) Bunout D, Barrera G, de la Maza P, et al. The impact of nutritional supplementation and resistance training on the health functioning of free-living Chilean elders: results of 18 months of follow-up. J Nutr 2001; 131: 2441S-6S.
4) Suetta C, Andersen JL, Dalgas U, et al. Resistance training induces qualitative changes in muscle morphology, muscle architecture, and muscle function in elderly postoperative patients. J Appl Physiol 2008; 105: 180-6.
5) Kemmler W, von Stengel S, Engelke K, et al. Exercise, body composition, and functional ability: a randomized controlled trial. Am J Prev Med 2010; 38: 279-87.
6) Rydwik E, Lammes E, Frändin K, et al. Effects of a physical and nutritional intervention program for frail elderly people over age 75: a randomized controlled pilot treatment trial. Aging Clin Exp Res 2008; 20: 159-70.
7) Bonnefoy M, Cornu C, Normand S, et al. The effects of exercise and protein-energy supplements on body composition and muscle function in frail elderly individuals: a long-term controlled randomised study. Br J Nutr 2003; 89: 731-9.
8) Yoshimura Y, Wakabayashi H, Yamada M, et al. Interventions for treating sarcopenia: a systematic review and meta-analysis of randomized controlled studies. J Am Med Dir Assoc 2017; 18: 553.e1-553.e16.
9) Kim HK, Suzuki T, Saito K, et al. Effects of exercise and amino acid supplementation on body composition and physical function in community-dwelling elderly Japanese sarcopenic women: a randomized controlled trial. J Am Geriatr Soc 2012; 60: 16-23.
10) Kim H, Suzuki T, Saito K, et al. Effects of exercise and tea catechins on muscle mass, strength and walking ability in community-dwelling elderly Japanese sarcopenic women: a randomized controlled trial. Geriatr Gerontol Int 2013; 13: 458-65.
11) Kim H, Kim M, Kojima N, et al. Exercise and nutritional supplementation on community-dwelling elderly Japanese women with sarcopenic obesity: a randomized controlled trial. J Am Med Dir Assoc 2016; 17: 1011-9.
12) Wei N, Pang MY, Ng SS, et al. Optimal frequency/time combination of whole-body vibration training for improving muscle size and strength of people with age-related muscle loss (sarcopenia): a randomized controlled trial. Geriatr Gerontol Int 2016 Aug 31. doi: 10.1111/ggi.12878.

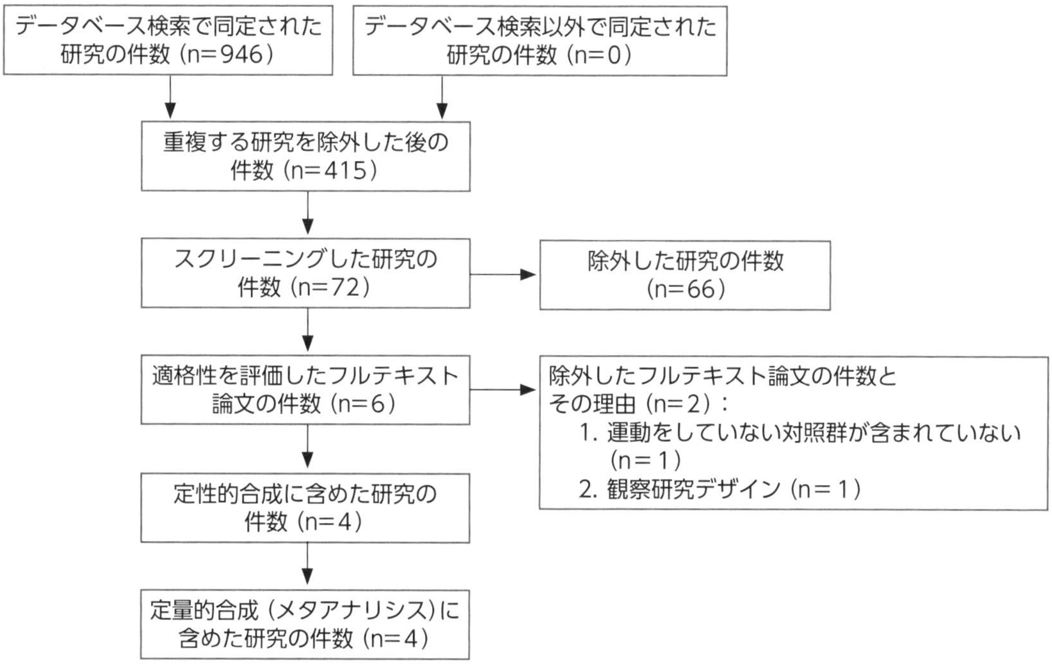

図 25　第 4 章 -CQ1 のシステマティックレビューに使用した論文の抽出過程

Yoshimura Y, et al. J Am Med Dir Assoc 2017; 18: 553. e1-553. e16.

Keywords

sarcopenia, exercise, nutrition, nutritional supplementation, drug, medication, combination, SARM (selective androgen receptor modulator), testosterone, dehydroepiandrosterone, estrogen, myostatin inhibitor, growth hormone, ghrelin, angiotensin converting enzyme inhibitor, vitamin D, amino acid, HMB (beta-hydroxy beta-methylbutyric acid), leucine, eicosapentaenoic acid, fish oil

Outcomes

disability, mortality, fall, fracture, physical function, physical performance, muscle mass, muscle strength, grip strength, gait speed, walking speed, quality of life

CQ2 栄養療法はサルコペニアの治療法として有効か？

ステートメント

- サルコペニアを有する人への必須アミノ酸を中心とする栄養介入は，膝伸展筋力の改善効果があり，推奨される。しかしながら，長期的アウトカム改善効果は明らかではない。
（エビデンスレベル：非常に低，推奨レベル：弱）

解説

栄養介入が筋力や身体機能に運動介入と同様の恩恵をもたらすことは大いに期待されている。栄養介入が，サルコペニアを有する対象者に対しても，望ましい有効性を発揮するかについては，まだ不明な点が多く残されている。サルコペニア概念の基本である骨格筋量データを揃えた12のRCTに関するメタアナリシスがある[1)]。それによれば，歩行などの身体機能は3試験で改善されていたが[2〜4)]，骨格筋量の改善[5)]，筋力の改善[6)]が得られたのはそれぞれ1試験に留まっていた。さらに，これらのRCTで解析された対象はフレイルを合併した高齢住民や単なる高齢住民が主体となっており[1)]，介入前にサルコペニアと診断された高齢者にその結論を当てはめてよいかには疑問がある。すなわち，サルコペニア高齢者に絞られたRCTでの検討が必要と考えられた。

今回あらかじめサルコペニアと診断された高齢者を対象にした5つのRCTによるシステマティックレビュー（図26）[7)]を行った。そこでなされた栄養介入の方法は，3gの必須アミノ酸を毎日2回[3)]，540mgの茶カテキンサプリメントを毎日[4)]，さらに3gの必須アミノ酸と540mgの茶カテキンの組み合わせを毎日[8)]，そして，12gのタンパク質と7gの必須アミノ酸を毎日使用[9)]であった。

栄養介入として，必須アミノ酸補充は，3ヵ月後には，膝伸展筋力0.11 Nm/kgの改善に有効であった[3)]。しかし，他の栄養補充の方法も含めて多くの組み合わせで検討された[10, 11)]が，骨格筋量，除脂肪量，握力，膝伸展筋力，歩行速度，TUGに関しては有意な効果はなかった。サルコペニア診断もEWGSOPやAWGSなどの確定した診断基準によるものはなく，骨格筋量減少によって診断されていたことは考慮に入れる必要がある。

以上の結果から，栄養介入は，3ヵ月で筋力の改善にある程度の役割を果たす可能性があることが示された。一方，骨格筋量と身体機能に対する効果の有無については今後の検討が求められる。また，介入前のサルコペニア診断の基準が最新の確立された診断基準と必ずしも一致しない点，さらに，非常に低いエビデンスレベルに留まっている点が課題として残っており，それらを解決するためにはさらなる臨床研究が必要である。

1. 3ヵ月後の四肢骨格筋量 (kg)

	介入群			対照群				平均値の差
Study or Subgroup	Mean	SD	Total	Mean	SD	Total	Weight	IV, Random, 95%CI
Kim 2012	13.3064	1.3506	77	13.93	1.2188	78	41.0%	-0.62(-1.03, -0.22)
Kim 2013	13.88	1.4345	64	14.28	1.4095	64	35.2%	-0.40(-0.89, 0.09)
Kim 2016	13.1943	2.3407	70	12.9507	1.9144	69	23.9%	0.24(-0.47, 0.95)
Total(95%CI)			211			211	100.0%	-0.34(-0.78, 0.10)

Heterogeneity: Tau^2=0.08; Chi^2=4.32, df=2(P=0.12); I^2=54%
Test for overall effect: Z=1.50(P=0.13)

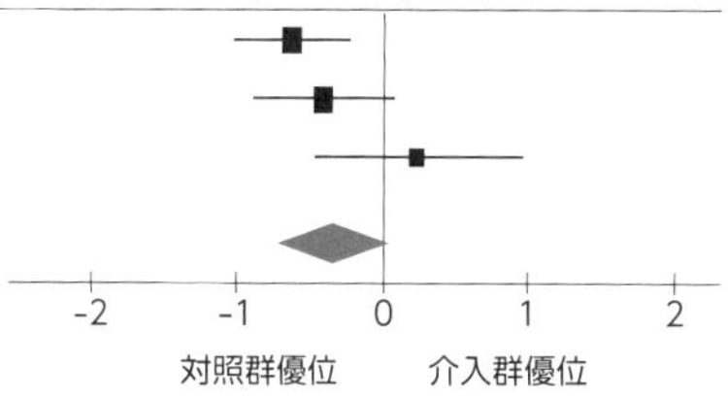

2. 4ヵ月後の四肢骨格筋指数 (kg/m²)

	介入群			対照群				平均値の差
Study or Subgroup	Mean	SD	Total	Mean	SD	Total	Weight	IV, Random, 95%CI
Maltais 2016	9.45	0.907	16	9.3	1.1	10	100.0%	0.15(-0.66, 0.96)
Total(95%CI)			16			10	100.0%	0.15(-0.66, 0.96)

Heterogeneity: Not applicable
Test for overall effect: Z=0.36(P=0.72)

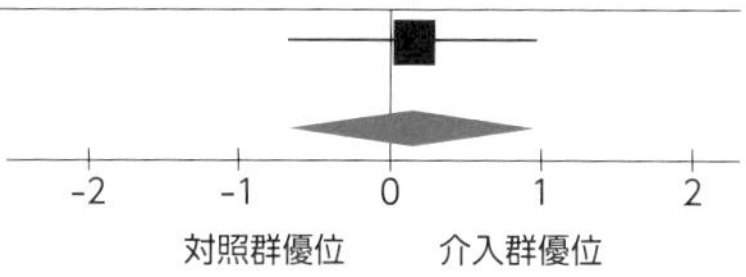

3. 3ヵ月後の除脂肪量(FFM)(kg)

	介入群			対照群				平均値の差
Study or Subgroup	Mean	SD	Total	Mean	SD	Total	Weight	IV, Random, 95%CI
Zdzieblik 2015	61.1	6.88	26	57.8	7.46	27	100.0%	3.30(-0.56, 7.16)
Total(95%CI)			26			27	100.0%	3.30(-0.56, 7.16)

Heterogeneity: Not applicable
Test for overall effect: Z=1.67(P=0.09)

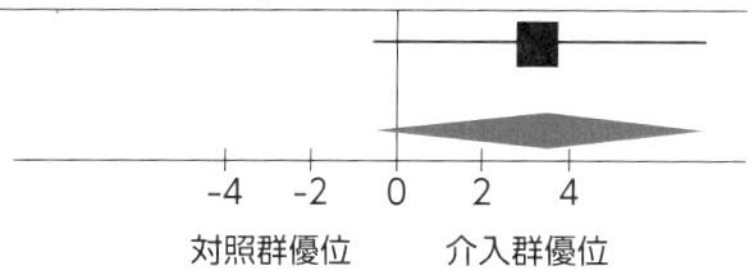

4. 3ヵ月後の握力 (kg)

	介入群			対照群				平均値の差
Study or Subgroup	Mean	SD	Total	Mean	SD	Total	Weight	IV, Random, 95%CI
Kim 2013	18.22	4.0066	64	18.5	4.1317	64	53.9%	-0.28(-1.69, 1.13)
Kim 2016	20.2314	5.1559	70	20.6942	3.9421	69	46.1%	-0.46(-1.99, 1.06)
Total(95%CI)			134			133	100.0%	-0.36(-1.40, 0.67)

Heterogeneity: Tau^2=0.00; Chi^2=0.03, df=1(P=0.86); I^2=0%
Test for overall effect: Z=0.69(P=0.49)

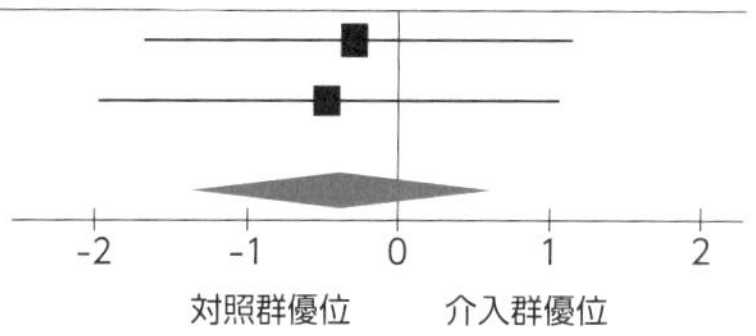

5. 3ヵ月後の膝伸展筋力 (Nm/kg)

	介入群			対照群				平均値の差
Study or Subgroup	Mean	SD	Total	Mean	SD	Total	Weight	IV, Random, 95%CI
Kim 2012	1.1844	0.2725	77	1.07	0.2677	78	100.0%	0.11 (0.03, 0.20)
Total(95%CI)			77			78	100.0%	0.11 (0.03, 0.20)

Heterogeneity: Not applicable
Test for overall effect: Z=2.64(P=0.008)

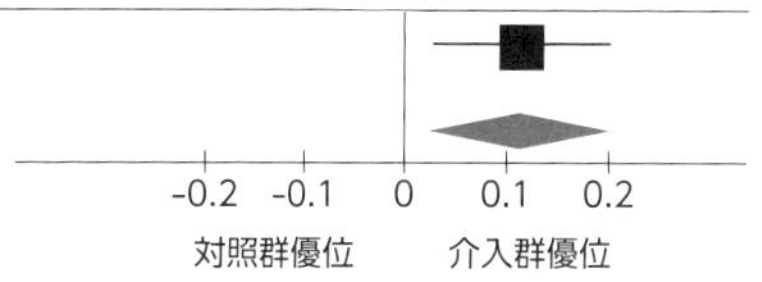

6. 3ヵ月後の膝伸展筋力 (Nm)

	介入群			対照群				平均値の差
Study or Subgroup	Mean	SD	Total	Mean	SD	Total	Weight	IV, Random, 95%CI
Kim 2013	44.635	10.0517	64	46.43	12.5674	64	93.5%	-1.80 (-5.74, 2.15)
Zdzieblik 2015	140	28.3	26	139	27.4	27	6.5%	1.00(-14.00, 16.00)
Total(95%CI)			90			91	100.0%	-1.61 (-5.43, 2.20)

Heterogeneity: Tau^2=0.00; Chi^2=0.12, df=1(P=0.72); I^2=0%
Test for overall effect: Z=0.83(P=0.41)

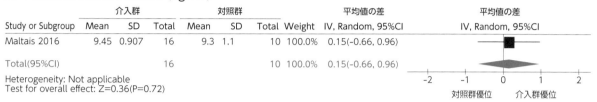

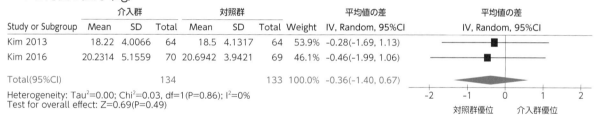

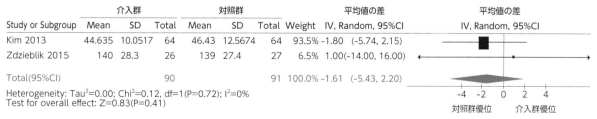

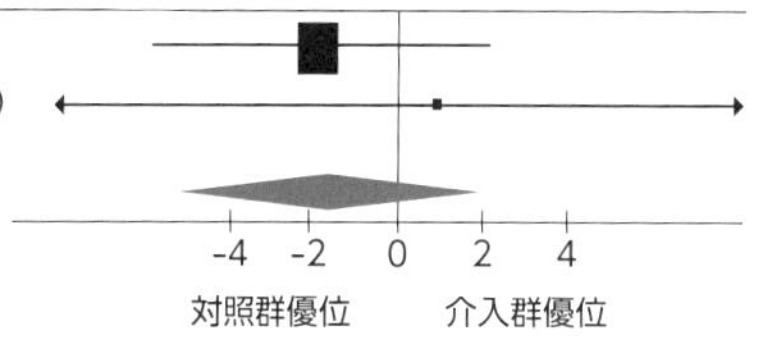

図 26　サルコペニアに対する栄養療法の効果をみた RCT のメタアナリシス

Yoshimura Y, et al. J Am Med Dir Assoc 2017; 18: 553. e1-553. e16.

7. 3ヵ月後の膝伸展筋力 (N)

	介入群			対照群				平均値の差
Study or Subgroup	Mean	SD	Total	Mean	SD	Total	Weight	IV, Random, 95%CI
Kim 2016	205.4571	58.3368	70	203.3899	66.6866	69	100.0%	2.07(-18.77, 22.91)
Total(95%CI)			70			69	100.0%	2.07(-18.77, 22.91)

Heterogeneity: Not applicable
Test for overall effect: Z=0.19(P=0.85)

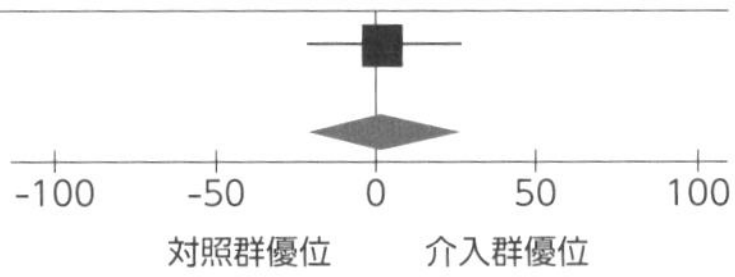

8. 3ヵ月後の通常歩行速度 (m/秒)

	介入群			対照群				平均値の差
Study or Subgroup	Mean	SD	Total	Mean	SD	Total	Weight	IV, Random, 95%CI
Kim 2012	1.3945	0.2416	77	1.36	0.2685	78	30.8%	0.03(-0.05, 0.11)
Kim 2013	1.305	0.2245	64	1.31	0.2579	64	28.8%	-0.01(-0.09, 0.08)
Kim 2016	1.2	0.1985	70	1.2507	0.2048	69	40.4%	-0.05(-0.12, 0.02)
Total(95%CI)			211			211	100.0%	-0.01(-0.06, 0.04)

Heterogeneity: $Tau^2=0.00$; $Chi^2=2.59$, df=2(P=0.27); $I^2=23\%$
Test for overall effect: Z=0.44(P=0.66)

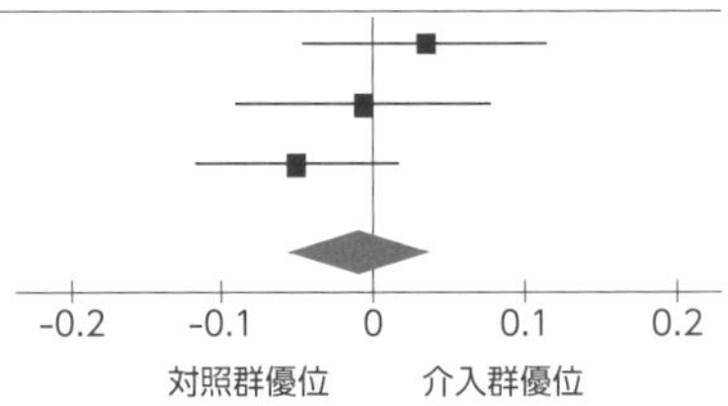

9. 4ヵ月後の通常歩行速度 (m/秒)

	介入群			対照群				平均値の差
Study or Subgroup	Mean	SD	Total	Mean	SD	Total	Weight	IV, Random, 95%CI
Maltais 2016	1.5	0.2463	16	1.4	0.3	10	100.0%	0.10(-0.12, 0.32)
Total(95%CI)			16			10	100.0%	0.10(-0.12, 0.32)

Heterogeneity: Not applicable
Test for overall effect: Z=0.88(P=0.38)

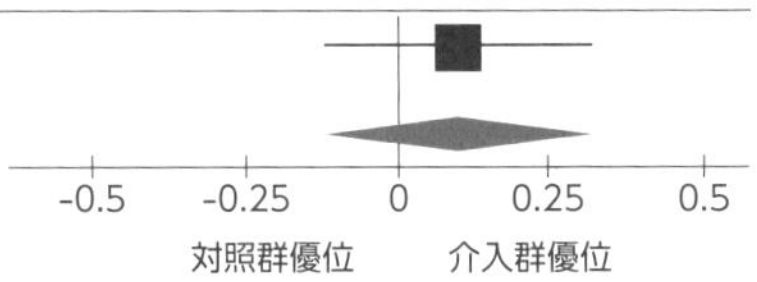

10. 3ヵ月後の最大歩行速度 (m/秒)

	介入群			対照群				平均値の差
Study or Subgroup	Mean	SD	Total	Mean	SD	Total	Weight	IV, Random, 95%CI
Kim 2012	1.92	0.3211	77	1.84	0.352	78	54.4%	0.08(-0.03, 0.19)
Kim 2013	1.86	0.3518	64	1.885	0.3547	64	45.6%	-0.02(-0.15, 0.10)
Total(95%CI)			141			142	100.0%	0.03(-0.07, 0.13)

Heterogeneity: $Tau^2=0.00$; $Chi^2=1.61$, df=1(P=0.20); $I^2=38\%$
Test for overall effect: Z=0.61(P=0.54)

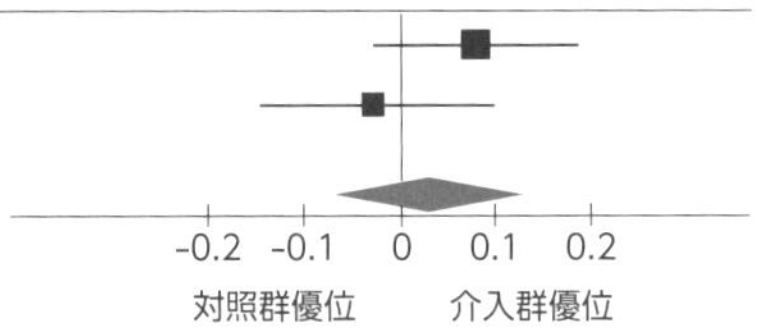

11. 4ヵ月後の最大歩行速度 (m/秒)

	介入群			対照群				平均値の差
Study or Subgroup	Mean	SD	Total	Mean	SD	Total	Weight	IV, Random, 95%CI
Maltais 2016	2	0.4698	16	1.9	0.6	10	100.0%	0.10(-0.34, 0.54)
Total(95%CI)			16			10	100.0%	0.10(-0.34, 0.54)

Heterogeneity: Not applicable
Test for overall effect: Z=0.45(P=0.65)

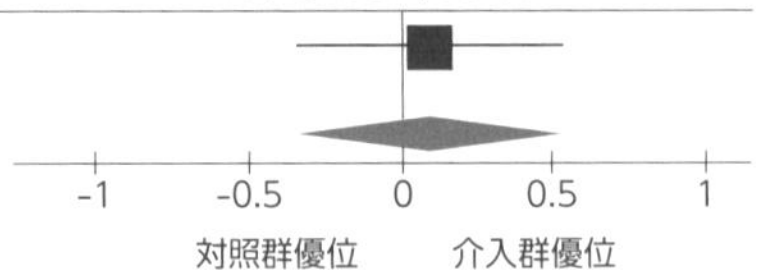

12. 3ヵ月後のTimed Up & Go (秒)

	介入群			対照群				平均値の差
Study or Subgroup	Mean	SD	Total	Mean	SD	Total	Weight	IV, Random, 95%CI
Kim 2013	7.905	1.972	64	7.955	1.9754	64	100.0%	-0.05(-0.73, 0.63)
Total(95%CI)			64			64	100.0%	-0.05(-0.73, 0.63)

Heterogeneity: Not applicable
Test for overall effect: Z=0.14(P=0.89)

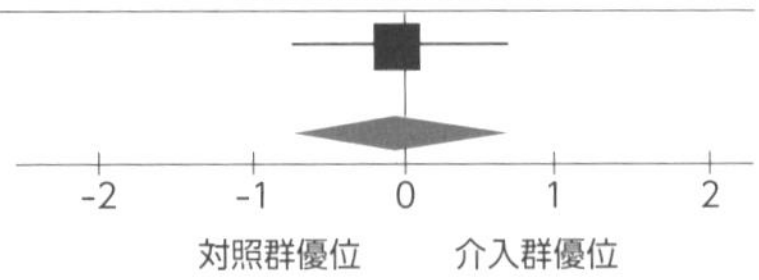

図26　サルコペニアに対する栄養療法の効果をみたRCTのメタアナリシス（つづき）

13. 4ヵ月後のTimed Up & Go (秒)

	介入群			対照群				平均値の差
Study or Subgroup	Mean	SD	Total	Mean	SD	Total	Weight	IV, Random, 95%CI
Maltais 2016	6.2	1.0869	16	7	1.4	10	100.0%	-0.80(-1.82, 0.22)
Total(95%CI)			16			10	100.0%	-0.80(-1.82, 0.22)

Heterogeneity: Not applicable
Test for overall effect: Z=1.54(P=0.12)

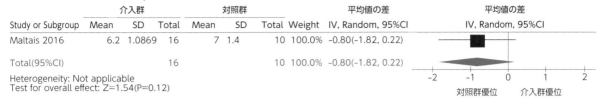

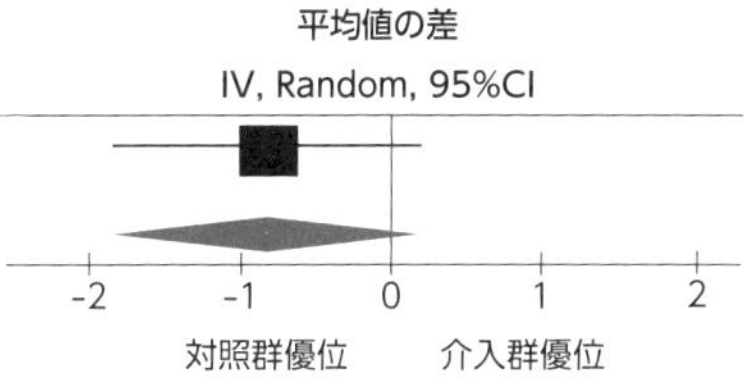

図 26　サルコペニアに対する栄養療法の効果をみた RCT のメタアナリシス（つづき）

文献

1) Cruz-Jentoft AJ, Landi F, Schneider SM, et al. Prevalence of and interventions for sarcopenia in ageing adults: a systematic review. Report of the International Sarcopenia Initiative (EWGSOP and IWGS). Age Ageing 2014; 43: 748-59.

2) Tieland M, van de Rest O, Dirks ML, et al. Protein supplementation improves physical performance in frail elderly people: a randomized, double-blind, placebo-controlled trial. J Am Med Dir Assoc 2012; 13: 720-6.

3) Kim HK, Suzuki T, Saito K, et al. Effects of exercise and amino acid supplementation on body composition and physical function in community-dwelling elderly Japanese sarcopenic women: a randomized controlled trial. J Am Geriatr Soc 2012; 60: 16-23.

4) Kim H, Suzuki T, Saito K, et al. Effects of exercise and tea catechins on muscle mass, strength and walking ability in community-dwelling elderly Japanese sarcopenic women: a randomized controlled trial. Geriatr Gerontol Int 2013; 13: 458-65.

5) Flakoll P, Sharp R, Baier S, et al. Effect of beta-hydroxy-beta-methylbutyrate, arginine, and lysine supplementation on strength, functionality, body composition, and protein metabolism in elderly women. Nutrition 2004; 20: 445-51.

6) Tieland M, Dirks ML, van der Zwaluw N, et al. Protein supplementation increases muscle mass gain during prolonged resistance-type exercise training in frail elderly people: a randomized, double-blind, placebo-controlled trial. J Am Med Dir Assoc 2012; 13: 713-9.

7) Yoshimura Y, Wakabayashi H, Yamada M, et al. Interventions for treating sarcopenia: a systematic review and meta-analysis of randomized controlled studies. J Am Med Dir Assoc 2017; 18: 553.e1-553.e16.

8) Kim H, Kim M, Kojima N, et al. Exercise and nutritional supplementation on community-dwelling elderly Japanese women with sarcopenic obesity: a randomized controlled trial. J Am Med Dir Assoc 2016; 17: 1011-9.

9) Maltais ML, Ladouceur JP, Dionne IJ. The effect of resistance training and different sources of postexercise protein supplementation on muscle mass and physical capacity in sarcopenic elderly men. J Strength Cond Res 2016; 30: 1680-7.

10) Bonnefoy M, Cornu C, Normand S, et al. The effects of exercise and protein-energy supplements on body composition and muscle function in frail elderly individuals: a long-term controlled randomised study. Br J Nutr 2003; 89: 731-9.

11) Zdzieblik D, Oesser S, Baumstark MW, et al. Collagen peptide supplementation in combination with resistance training improves body composition and increases muscle strength in elderly sarcopenic men: a randomised controlled trial. Br J Nutr 2015; 114: 1237-45.

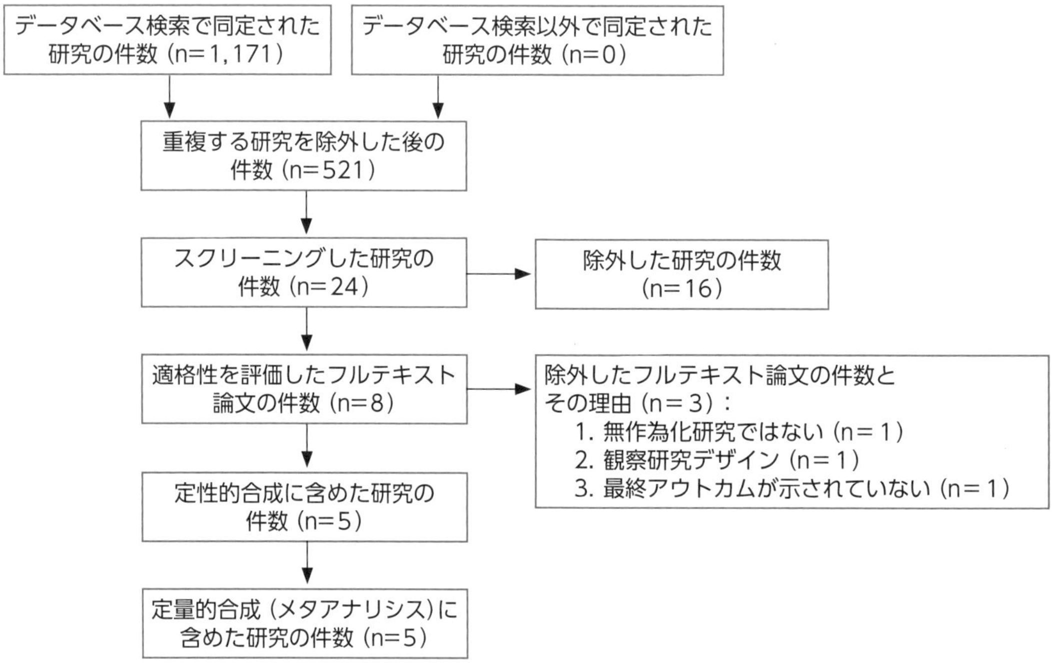

図 27　第 4 章 -CQ2 のシステマティックレビューに使用した論文の抽出過程

Yoshimura Y, et al. J Am Med Dir Assoc 2017; 18: 553. e1-553. e16.

Keywords

sarcopenia, nutrition, nutritional supplementation, vitamin D, amino acid, HMB (beta-hydroxy beta-methylbutyric acid), leucine, eicosapentaenoic acid, fish oil, treatment, rehabilitation, primary disease, underlying disease, exercise, secondary sarcopenia, osteoporosis, BMD, operation, heart failure, COPD, end-stage renal disease, chronic kidney disease, cancer, liver failure

Outcomes

disability, mortality, fall, fracture, physical function, physical performance, muscle mass, muscle strength, grip strength, gait speed, walking speed, quality of life, activities of daily living

CQ3 薬物療法はサルコペニアの治療法として有効か？

ステートメント

- サルコペニアを有する人へのSARM（selective androgen receptor modulator）を含む薬剤は，サルコペニアの改善に一部有効であるが，現時点で承認された薬剤はない。
  （エビデンスレベル：非常に低，推奨レベル：弱）

解説

加齢に伴う内分泌環境の変化と骨格筋量減少や筋力低下とは密接に関係する。サルコペニアの治療法としての薬物治療の有効性についての包括的エビデンスは十分ではない。しかし，アンドロゲン補充療法によって骨格筋量と筋力が上昇するとの報告も散見されるが，対象者は性腺機能低下男性や閉経後の女性であり[1,2]，サルコペニア高齢者ではない。なかでも特に，レビュー論文[3]あるいは健康な男性および閉経後女性[4]を対象にSARMによる骨格筋量や機能の改善効果を検証している研究結果に注目したい。そこで，サルコペニア高齢者の骨格筋量，筋力，身体機能の改善に薬物治療は有効かについて，今日まで報告されている先行文献の結果に基づき検証する。薬剤による治療効果を検証するために行ったシステマティックレビューやメタアナリシスによれば，1,011件の論文が報告されているが，サルコペニア高齢者を対象に実施された薬物治療の効果を検証した論文は1編のみである（図28）[5]。

2013年Papanicolaouら[6]は，65歳以上のサルコペニア女性170人を対象に無作為割付け，二重盲検プラセボ対照比較試験を6ヵ月間実施し，SARM（MK-0773）50mg使用が骨格筋量や身体機能に及ぼす影響を検討した。介入開始14日前からプラセボを投与した後，無作為割付けによりMK-0773群とプラセボ群に分けた。同時に，対象者全員にはタンパク質とビタミンDを投与した。タンパク質は介入開始日より25～35g/日を，ビタミンDは介入開始14日前より2800～5600 IU/日を補充した。3ヵ月後の除脂肪量（LBM）の変化はMK-0773群がプラセボ群より1.00kg（95％ CI 0.59～1.41）大きかった。一方，四肢LBM（aLBM）の変化は，MK-0773群がプラセボ群より0.56kg（95％ CI 0.35～0.78）大きかった。さらに，6ヵ月後のLBMとaLBMの変化は，MK-0773群がプラセボ群より大きかった。しかし，レッグプレス，歩行速度，階段上りパワーは両群ともに上昇し，MK-0773群とプラセボ群の間に有意差は認められなかった。このように，LBMやaLBMはベースラインと3ヵ月後の間で有意に上昇したが，3ヵ月後と6ヵ月後の間には顕著な上昇は観察されなかった。

以上の結果より，サルコペニア高齢者に対する薬剤の治療効果は，骨格筋量の上昇は検出されているが，筋力や歩行速度の改善は検出されていない。また，サルコペニア男性に対する薬剤の治療効果を検証した報告はない。これらの背景を踏まえ，サルコペニア高齢者に対する薬剤の治療効果のエビデンスレベルは低く，薬剤によるサルコペニア治療を積極的に推奨できる段階には達してない。男性を含む大規模集団に対する試験が今後必要である。

1. 6ヵ月後の四肢除脂肪量(aLBM) (kg)

	介入群			対照群				平均値の差
Study or Subgroup	Mean	SD	Total	Mean	SD	Total	Weight	IV, Random, 95%CI
Papanicolaou 2013	13.27	1.84	65	12.56	1.57	60	100.0%	0.71 (0.11, 1.31)
Total(95%CI)			65			60	100.0%	0.71 (0.11, 1.31)

Heterogeneity: Not applicable
Test for overall effect: Z=2.33(P=0.02)

平均値の差
IV, Random, 95%CI

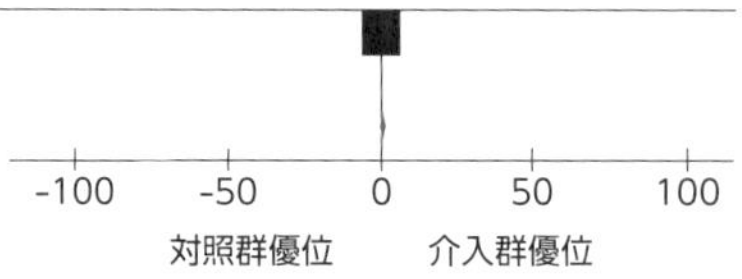

2. 6ヵ月後の除脂肪量(LBM) (kg)

	介入群			対照群				平均値の差
Study or Subgroup	Mean	SD	Total	Mean	SD	Total	Weight	IV, Random, 95%CI
Papanicolaou 2013	32.21	3.52	65	31.12	3.43	60	100.0%	1.09(-0.13, 2.31)
Total(95%CI)			65			60	100.0%	1.09(-0.13, 2.31)

Heterogeneity: Not applicable
Test for overall effect: Z=1.75(P=0.08)

平均値の差
IV, Random, 95%CI

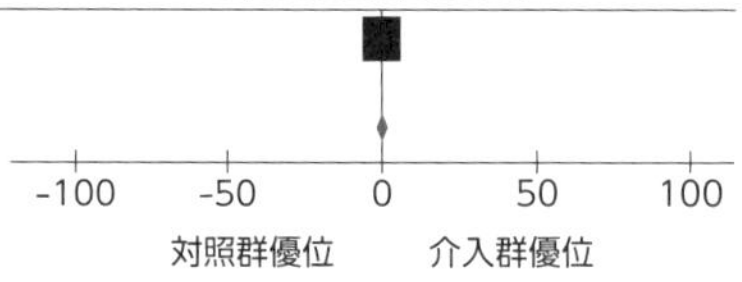

3. 6ヵ月後の両脚レッグプレス(lb)

	介入群			対照群				平均値の差
Study or Subgroup	Mean	SD	Total	Mean	SD	Total	Weight	IV, Random, 95%CI
Papanicolaou 2013	77.88	46.58	66	66.75	38.76	63	100.0%	11.13(-3.63, 25.89)
Total(95%CI)			66			63	100.0%	11.13(-3.63, 25.89)

Heterogeneity: Not applicable
Test for overall effect: Z=1.48(P=0.14)

平均値の差
IV, Random, 95%CI

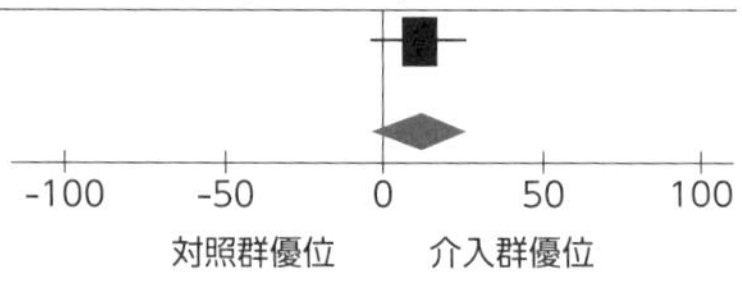

4. 6ヵ月後の階段上りパワー(W)

	介入群			対照群				平均値の差
Study or Subgroup	Mean	SD	Total	Mean	SD	Total	Weight	IV, Random, 95%CI
Papanicolaou 2013	89.46	28.63	65	83.49	27.31	63	100.0%	5.97(-3.72, 15.66)
Total(95%CI)			65			63	100.0%	5.97(-3.72, 15.66)

Heterogeneity: Not applicable
Test for overall effect: Z=1.21(P=0.23)

平均値の差
IV, Random, 95%CI

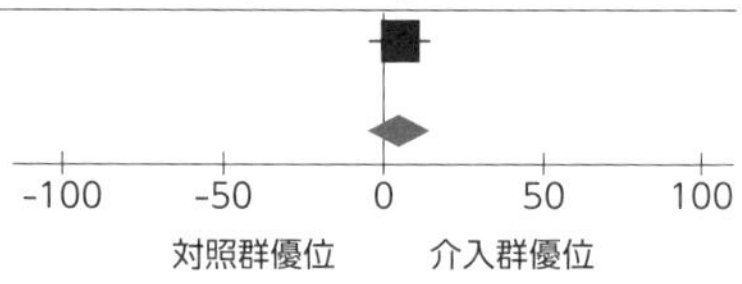

5. 6ヵ月後の歩行速度(gait speed) (cm/秒)

	介入群			対照群				平均値の差
Study or Subgroup	Mean	SD	Total	Mean	SD	Total	Weight	IV, Random, 95%CI
Papanicolaou 2013	75.39	18.55	66	77.12	17.63	63	100.0%	-1.73(-7.97, 4.51)
Total(95%CI)			66			63	100.0%	-1.73(-7.97, 4.51)

Heterogeneity: Not applicable
Test for overall effect: Z=0.54(P=0.59)

平均値の差
IV, Random, 95%CI

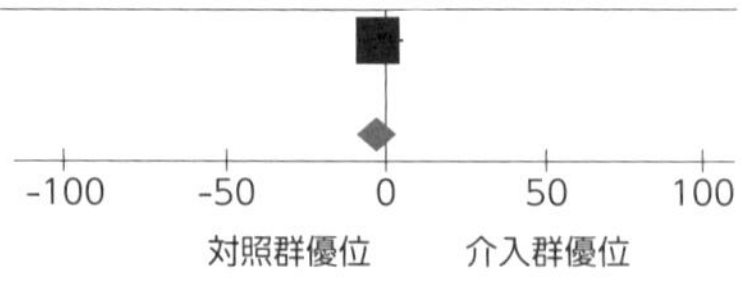

図 28　サルコペニアに対する薬物療法の効果をみたRCTのメタアナリシス

Yoshimura Y, et al. J Am Med Dir Assoc 2017; 18: 553. e1-553. e16.

6. 6ヵ月後の簡易身体能力評価尺度(SPPB)合計スコア

Study or Subgroup	介入群 Mean	介入群 SD	介入群 Total	対照群 Mean	対照群 SD	対照群 Total	Weight	平均値の差 IV, Random, 95%CI
Papanicolaou 2013	8.88	2.19	66	8.9	1.93	63	100.0%	-0.02(-0.73, 0.69)
Total(95%CI)			66			63	100.0%	-0.02(-0.73, 0.69)

Heterogeneity: Not applicable
Test for overall effect: Z=0.06(P=0.96)

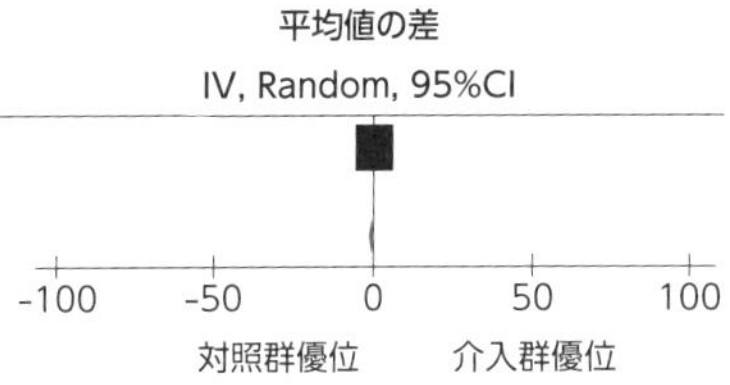

7. 6ヵ月後の活動尺度(AM-PAC) 可動性スコア

Study or Subgroup	介入群 Mean	介入群 SD	介入群 Total	対照群 Mean	対照群 SD	対照群 Total	Weight	平均値の差 IV, Random, 95%CI
Papanicolaou 2013	62.31	6.27	65	61.51	5.46	63	100.0%	0.80(-1.23, 2.83)
Total(95%CI)			65			63	100.0%	0.80(-1.23, 2.83)

Heterogeneity: Not applicable
Test for overall effect: Z=0.77(P=0.44)

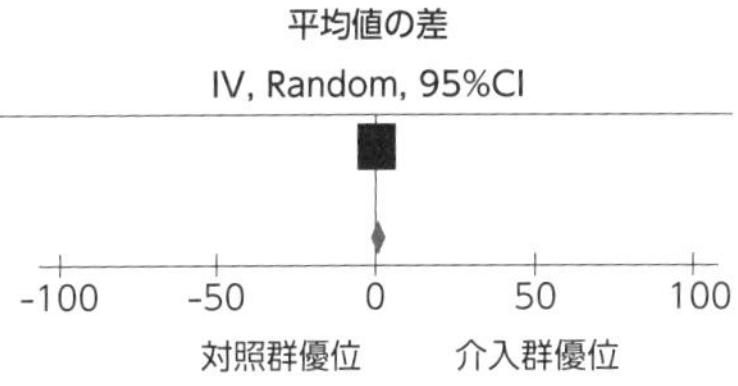

図28 サルコペニアに対する薬物療法の効果をみたRCTのメタアナリシス（つづき）

文献

1) Dobs AS, Nguyen T, Pace C, et al. Differential effects of oral estrogen versus oral estrogen-androgen replacement therapy on body composition in postmenopausal women. J Clin Endocrinol Metab 2002; 87: 1509-16.
2) Wang C, Cunningham G, Dobs A, et al. Long-term testosterone gel (AndroGel) treatment maintains beneficial effects on sexual function and mood, lean and fat mass, and bone mineral density in hypogonadal men. J Clin Endocrinol Metab 2004; 89: 2085-98.
3) Bhasin S, Jasuja R. Selective androgen receptor modulators as function promoting therapies. Curr Opin Clin Nutr Metab Care 2009; 12: 232-40.
4) Dalton JT, Barnette KG, Bohl CE, et al. The selective androgen receptor modulator GTx-024 (enobosarm) improves lean body mass and physical function in healthy elderly men and postmenopausal women: results of a double-blind, placebo-controlled phase II trial. J Cachexia Sarcopenia Muscle 2011; 2: 153-61.
5) Yoshimura Y, Wakabayashi H, Yamada M, et al. Interventions for treating sarcopenia: a systematic review and meta-analysis of randomized controlled studies. J Am Med Dir Assoc 2017; 18: 553.e1-553.e16.
6) Papanicolaou DA, Ather SN, Zhu H, et al. A phase IIA randomized, placebo-controlled clinical trial to study the efficacy and safety of the selective androgen receptor modulator (SARM), MK-0773 in female participants with sarcopenia. J Nutr Health Aging 2013; 17: 533-43.

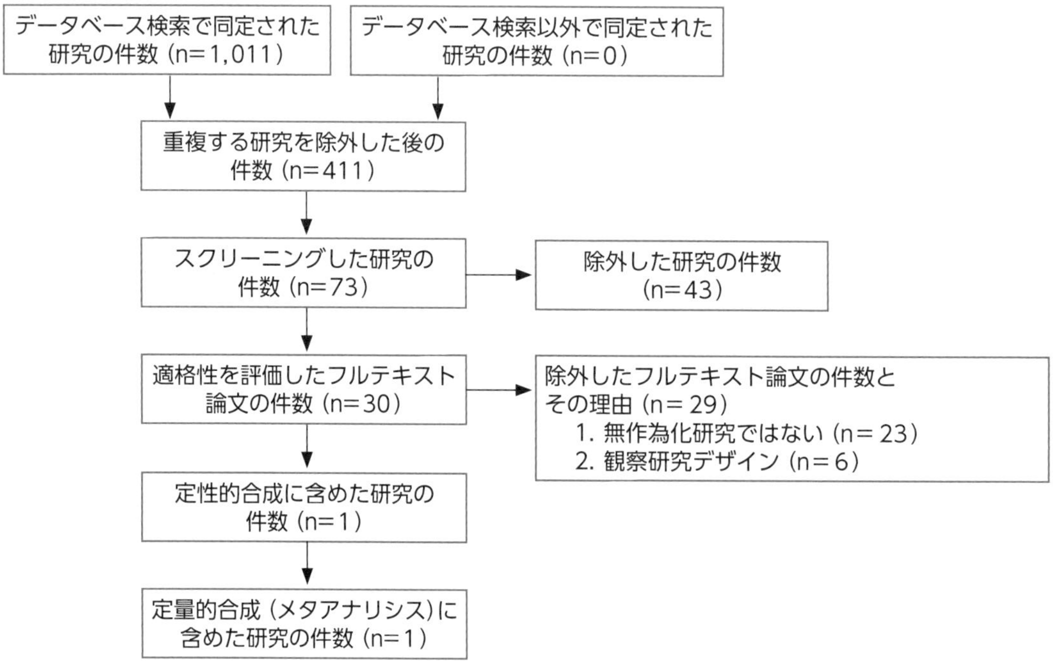

図 29　第 4 章 -CQ3 のシステマティックレビューに使用した論文の抽出過程

Yoshimura Y, et al. J Am Med Dir Assoc 2017; 18: 553. e1-553. e16.

Keywords
sarcopenia, drug, medication

Outcomes
SARM（selective androgen receptor modulator）, testosterone, dehydroepiandrosterone, estrogen, myostatin inhibitor, growth hormone, ghrelin, angiotensin converting enzyme inhibitor

CQ4 複数の治療法の組み合わせはサルコペニアの治療法として有効か？

ステートメント

- サルコペニアを有する人へのレジスタンストレーニングを含む包括的運動介入と栄養療法による複合介入は，単独介入に比べサルコペニアの改善に有効であり，推奨される。しかしながら，長期的アウトカム改善効果は明らかではない。
（エビデンスレベル：非常に低，推奨レベル：弱）

解説

複合介入に関する論文が315件スクリーニングされた。4つの論文（サンプルサイズ，501）をメタアナリシスしたシステマティックレビュー[1)]によれば，3つの試験[2〜4)]において，複合介入の効果を確認するために，複合介入と運動介入のみ，複合介入と栄養介入のみの比較試験を含むサブグループ解析を行った。また，Zdzieblikらは週3回，フィットネス機器を用いて60分間のレジスタンストレーニングを行うと同時に15gのコラーゲンペプチド投与またはプラセボを投与した高齢者を3ヵ月間追跡した[5)]。上記の4つのRCTを統合することにより，1）運動＋栄養と運動のみとの組み合わせ，2）運動＋栄養と栄養のみとの組み合わせを評価するサブグループメタアナリシスを行った。

1）運動＋栄養と運動のみとの比較

4つのRCTでは，運動と栄養の複合介入は，3ヵ月後の除脂肪量を増加させる傾向が認められたが，四肢骨格筋量，握力，膝伸展筋力，通常および最大歩行速度に有意な効果はなかった（図30）[1)]。

2）運動＋栄養と栄養のみとの比較

3つのRCTにおいて，運動と栄養の複合介入は，3ヵ月後の膝伸展筋力の改善に効果的であった。しかし，四肢骨格筋量，握力，通常および最大歩行速度には有意な効果はなかった（図31）[1)]。

今回はシステマティックレビューの対象を低骨格筋量＋握力低下，または歩行速度の低下を満たす高齢者としたために，運動と栄養療法の相加効果を明らかにすることができなかったが，Rondanelliらは，低骨格筋量の高齢者を対象として運動療法を両群に行ったうえで乳清タンパク質，必須アミノ酸，ビタミンDの投与を12週間行ったところ，除脂肪量の増加と筋力の改善を認めており[6)]，サルコペニアに対する介入の基本は，運動と栄養の組み合わせであると考えられる。また，サルコペニアではないが，COPD患者[7)]，フレイル高齢者[8)]，骨粗鬆症患者[9)]において運動と栄養の組み合わせによる筋力の改善効果が認められている。

今回のシステマティックレビューにおいては，サルコペニア患者を対象として運動＋栄養介入による相加的効果は観察されず，今後は運動療法の内容，栄養介入の方法についてさらなるエビデンスが必要と考えられた。

1. 3ヵ月後の四肢骨格筋量(kg)

	介入群			対照群				平均値の差
Study or Subgroup	Mean	SD	Total	Mean	SD	Total	Weight	IV, Random, 95%CI
Kim 2012	13.59	1.53	38	14.19	1.33	39	46.7%	-0.60(-1.24, 0.04)
Kim 2013	14.18	1.41	32	14.45	1.57	32	35.9%	-0.27(-1.00, 0.46)
Kim 2016	13	2.3	36	13	2.2	35	17.5%	0.00(-1.05, 1.05)
Total(95%CI)			106			106	100.0%	-0.38(-0.81, 0.06)

Heterogeneity: $Tau^2=0.00$; $Chi^2=1.05$, df=2(P=0.59); $I^2=0\%$
Test for overall effect: Z=1.69(P=0.09)

平均値の差
IV, Random, 95%CI

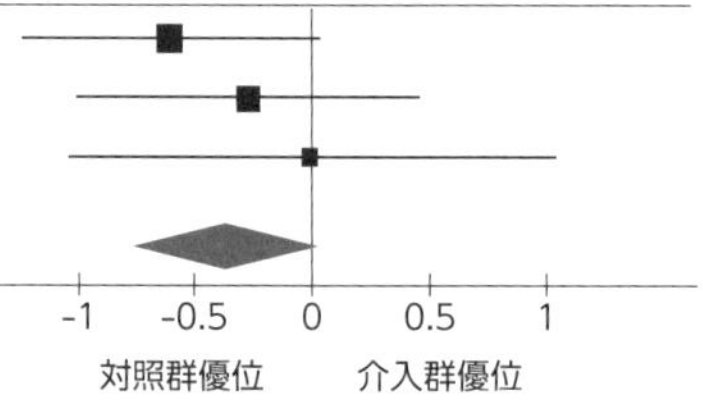

2. 3ヵ月後の除脂肪量(FFM)(kg)

	介入群			対照群				平均値の差
Study or Subgroup	Mean	SD	Total	Mean	SD	Total	Weight	IV, Random, 95%CI
Zdzieblik 2015	61.1	6.88	26	57.8	7.46	27	100.0%	3.30(-0.56, 7.16)
Total(95%CI)			26			27	100.0%	3.30(-0.56, 7.16)

Heterogeneity: Not applicable
Test for overall effect: Z=1.67(P=0.09)

平均値の差
IV, Random, 95%CI

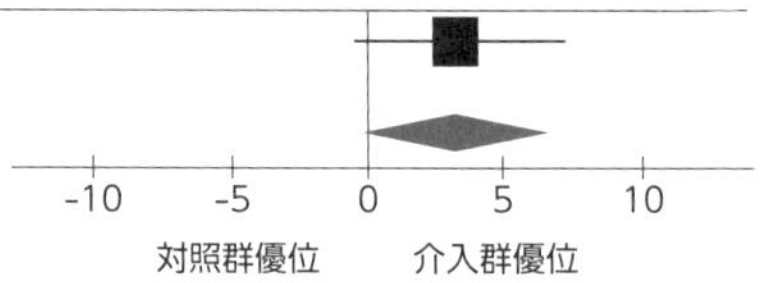

3. 3ヵ月後の握力(kg)

	介入群			対照群				平均値の差
Study or Subgroup	Mean	SD	Total	Mean	SD	Total	Weight	IV, Random, 95%CI
Kim 2013	19.33	4.71	32	19.26	4.54	32	46.5%	0.07(-2.20, 2.34)
Kim 2016	19.6	5.2	36	20.3	3.8	35	53.5%	-0.70(-2.81, 1.41)
Total(95%CI)			68			67	100.0%	-0.34(-1.89, 1.20)

Heterogeneity: $Tau^2=0.00$; $Chi^2=0.24$, df=1(P=0.63); $I^2=0\%$
Test for overall effect: Z=0.43(P=0.66)

平均値の差
IV, Random, 95%CI

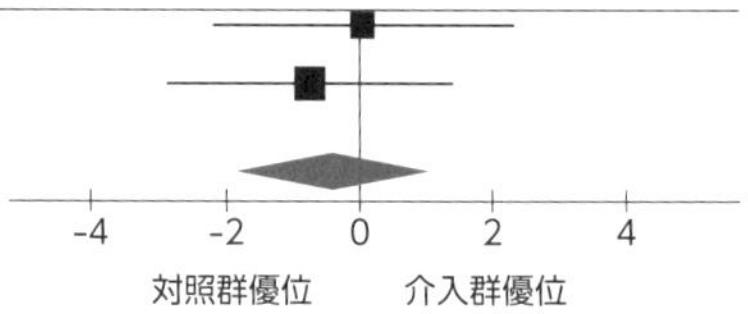

4. 3ヵ月後の膝伸展筋力(Nm/kg)

	介入群			対照群				平均値の差
Study or Subgroup	Mean	SD	Total	Mean	SD	Total	Weight	IV, Random, 95%CI
Kim 2012	1.23	0.29	38	1.14	0.26	39	100.0%	0.09(-0.03, 0.21)
Total(95%CI)			38			39	100.0%	0.09(-0.03, 0.21)

Heterogeneity: Not applicable
Test for overall effect: Z=1.43(P=0.15)

平均値の差
IV, Random, 95%CI

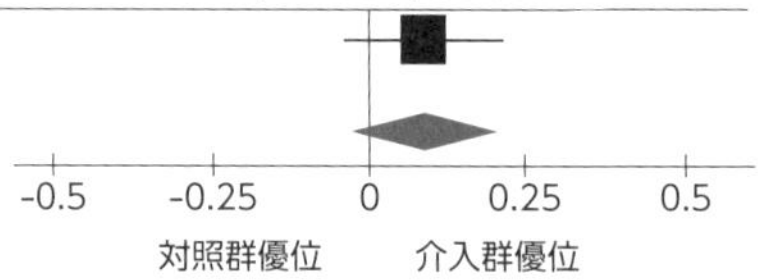

5. 3ヵ月後の膝伸展筋力(Nm)

	介入群			対照群				平均値の差
Study or Subgroup	Mean	SD	Total	Mean	SD	Total	Weight	IV, Random, 95%CI
Kim 2013	49.85	8.97	32	49.73	13.38	32	87.8%	0.12(-5.46, 5.70)
Zdzieblik 2015	140	28.3	26	139	27.4	27	12.2%	1.00(-14.00, 16.00)
Total(95%CI)			58			59	100.0%	0.23(-5.00, 5.46)

Heterogeneity: $Tau^2=0.00$; $Chi^2=0.01$, df=1(P=0.91); $I^2=0\%$
Test for overall effect: Z=0.09(P=0.93)

平均値の差
IV, Random, 95%CI

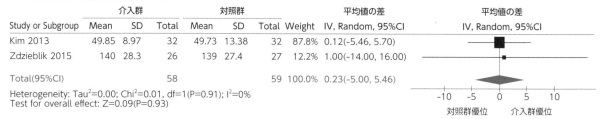

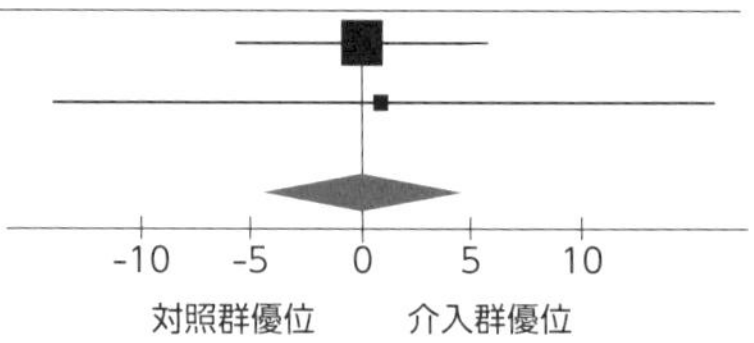

図30　運動＋栄養と運動のみとの効果を比較したRCTのメタアナリシス

Yoshimura Y, et al. J Am Med Dir Assoc 2017; 18: 553. e1-553. e16.

6. 3ヵ月後の膝伸展筋力 (N)

Study or Subgroup	介入群 Mean	介入群 SD	介入群 Total	対照群 Mean	対照群 SD	対照群 Total	Weight	平均値の差 IV, Random, 95%CI
Kim 2016	205.7	62.6	36	202.7	69.5	35	100.0%	3.00(-27.79, 33.79)
Total(95%CI)			36			35	100.0%	3.00(-27.79, 33.79)

Heterogeneity: Not applicable
Test for overall effect: Z=0.19(P=0.85)

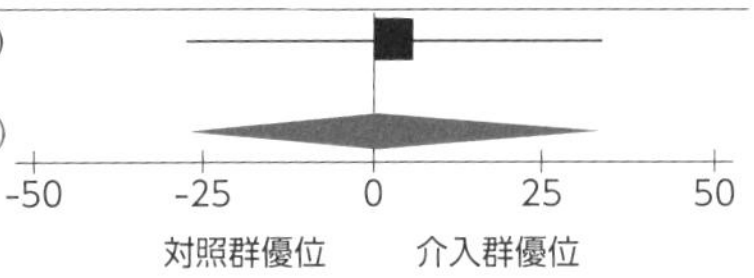

7. 3ヵ月後の通常歩行速度 (m/秒)

Study or Subgroup	介入群 Mean	介入群 SD	介入群 Total	対照群 Mean	対照群 SD	対照群 Total	Weight	平均値の差 IV, Random, 95%CI
Kim 2012	1.43	0.29	38	1.5	0.23	39	29.8%	-0.07(-0.19, 0.05)
Kim 2013	1.37	0.24	32	1.36	0.3	32	23.0%	0.01(-0.12, 0.14)
Kim 2016	1.2	0.2	36	1.3	0.2	35	47.2%	-0.10(-0.19, -0.01)
Total(95%CI)			106			106	100.0%	-0.07(-0.13, -0.00)

Heterogeneity: Tau^2=0.00; Chi^2=1.77, df=2(P=0.41); I^2=0%
Test for overall effect: Z=2.02(P=0.04)

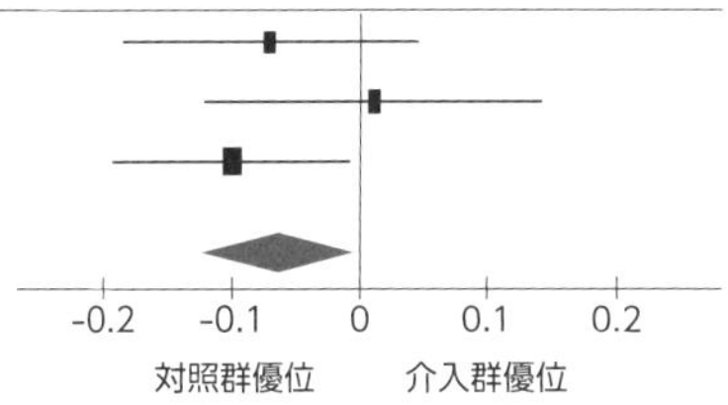

8. 3ヵ月後の最大歩行速度 (m/秒)

Study or Subgroup	介入群 Mean	介入群 SD	介入群 Total	対照群 Mean	対照群 SD	対照群 Total	Weight	平均値の差 IV, Random, 95%CI
Kim 2012	1.92	0.37	38	2.04	0.27	39	59.2%	-0.12(-0.26, 0.02)
Kim 2013	2.01	0.39	32	2.06	0.32	32	40.8%	-0.05(-0.22, 0.12)
Total(95%CI)			70			71	100.0%	-0.09(-0.20, 0.02)

Heterogeneity: Tau^2=0.00; Chi^2=0.36, df=1(P=0.55); I^2=0%
Test for overall effect: Z=1.61(P=0.11)

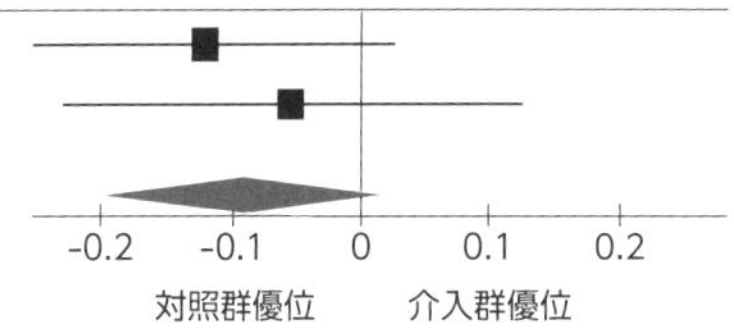

図30　運動＋栄養と運動のみとの効果を比較したRCTのメタアナリシス（つづき）

---

1. 3ヵ月後の四肢骨格筋量 (kg)

Study or Subgroup	介入群 Mean	介入群 SD	介入群 Total	対照群 Mean	対照群 SD	対照群 Total	Weight	平均値の差 IV, Random, 95%CI
Kim 2012	13.59	1.53	38	13.03	1.1	39	46.5%	0.56(-0.04, 1.16)
Kim 2013	14.18	1.41	32	13.58	1.51	32	35.8%	0.60(-0.12, 1.32)
Kim 2016	13	2.3	36	13.4	2.4	34	17.7%	-0.40(-1.50, 0.70)
Total(95%CI)			106			105	100.0%	0.40(-0.09, 0.90)

Heterogeneity: Tau^2=0.04; Chi^2=2.58, df=2(P=0.28); I^2=22%
Test for overall effect: Z=1.60(P=0.11)

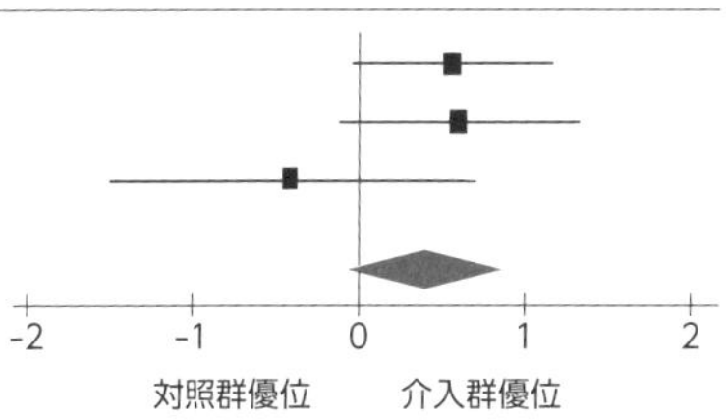

2. 3ヵ月後の握力 (kg)

Study or Subgroup	介入群 Mean	介入群 SD	介入群 Total	対照群 Mean	対照群 SD	対照群 Total	Weight	平均値の差 IV, Random, 95%CI
Kim 2013	19.33	4.71	32	17.11	2.81	32	52.3%	2.22 (0.32, 4.12)
Kim 2016	19.6	5.2	36	20.9	5.1	34	47.7%	-1.30(-3.71, 1.11)
Total(95%CI)			68			66	100.0%	0.54(-2.90, 3.99)

Heterogeneity: Tau^2=4.97; Chi^2=5.04, df=1(P=0.02); I^2=80%
Test for overall effect: Z=0.31(P=0.76)

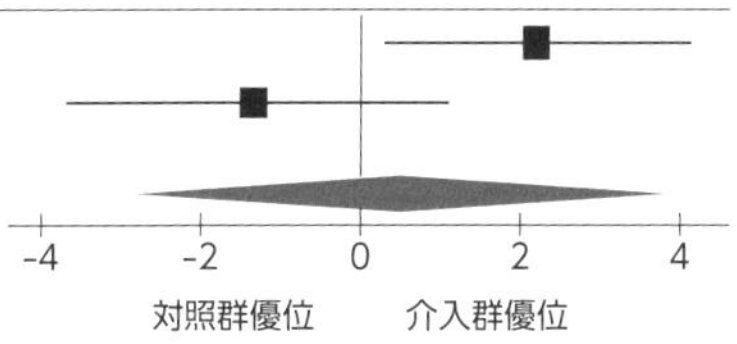

図31　運動＋栄養と栄養のみとの効果を比較したRCTのメタアナリシス

Yoshimura Y, et al. J Am Med Dir Assoc 2017; 18: 553. e1-553. e16.

3. 3ヵ月後の膝伸展筋力（Nm/kg）

	介入群			対照群				平均値の差
Study or Subgroup	Mean	SD	Total	Mean	SD	Total	Weight	IV, Random, 95%CI
Kim 2012	1.23	0.29	38	1.14	0.25	39	100.0%	0.09(-0.03, 0.21)
Total(95%CI)			38			39	100.0%	0.09(-0.03, 0.21)

Heterogeneity: Not applicable
Test for overall effect: Z=1.46(P=0.15)

平均値の差
IV, Random, 95%CI

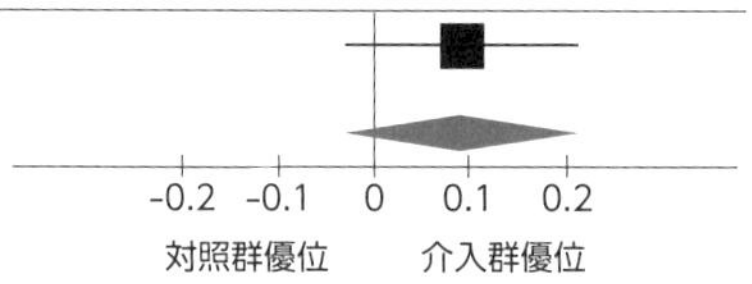

4. 3ヵ月後の膝伸展筋力（Nm）

	介入群			対照群				平均値の差
Study or Subgroup	Mean	SD	Total	Mean	SD	Total	Weight	IV, Random, 95%CI
Kim 2013	49.85	8.97	32	39.42	8.29	32	100.0%	10.43(6.20, 14.66)
Total(95%CI)			32			32	100.0%	10.43(6.20, 14.66)

Heterogeneity: Not applicable
Test for overall effect: Z=4.83(P<0.00001)

平均値の差
IV, Random, 95%CI

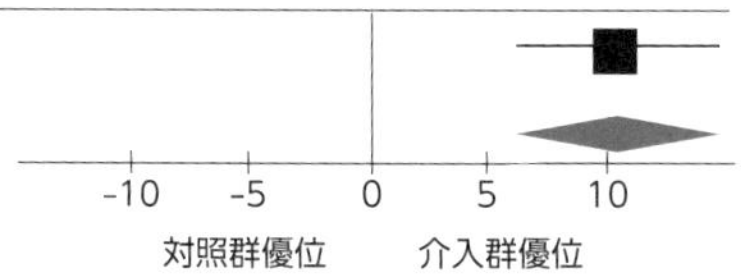

5. 3ヵ月後の膝伸展筋力（N）

	介入群			対照群				平均値の差
Study or Subgroup	Mean	SD	Total	Mean	SD	Total	Weight	IV, Random, 95%CI
Kim 2016	205.7	62.6	36	205.2	54.4	34	100.0%	0.50(-26.93, 27.93)
Total(95%CI)			36			34	100.0%	0.50(-26.93, 27.93)

Heterogeneity: Not applicable
Test for overall effect: Z=0.04(P=0.97)

平均値の差
IV, Random, 95%CI

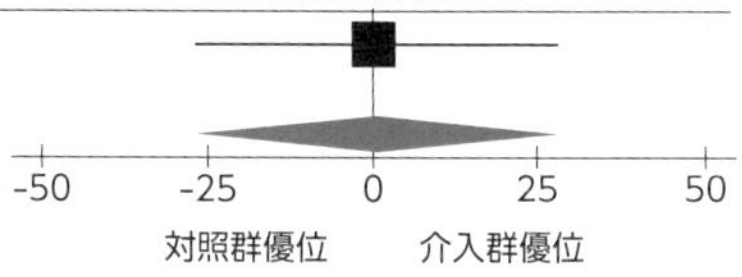

6. 3ヵ月後の通常歩行速度（m/秒）

	介入群			対照群				平均値の差
Study or Subgroup	Mean	SD	Total	Mean	SD	Total	Weight	IV, Random, 95%CI
Kim 2012	1.43	0.29	38	1.36	0.18	39	31.1%	0.07(-0.04, 0.18)
Kim 2013	1.37	0.24	32	1.24	0.19	32	31.9%	0.13 (0.02, 0.24)
Kim 2016	1.2	0.2	36	1.2	0.2	34	37.0%	0.00(-0.09, 0.09)
Total(95%CI)			106			105	100.0%	0.06(-0.01, 0.14)

Heterogeneity: $Tau^2=0.00$; $Chi^2=3.28$, df=2(P=0.19); $I^2=39\%$
Test for overall effect: Z=1.64(P=0.10)

平均値の差
IV, Random, 95%CI

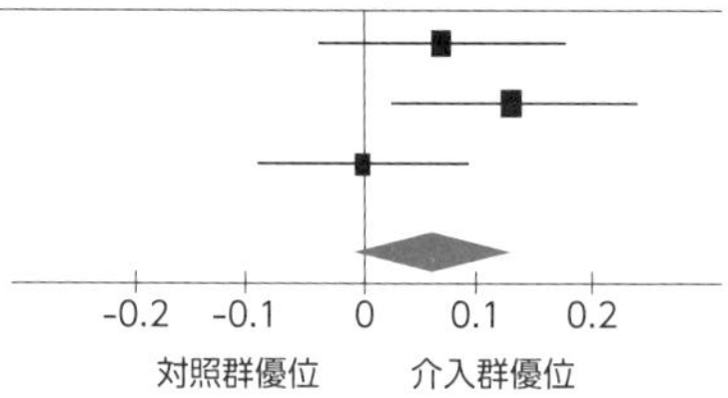

7. 3ヵ月後の最大歩行速度（m/秒）

	介入群			対照群				平均値の差
Study or Subgroup	Mean	SD	Total	Mean	SD	Total	Weight	IV, Random, 95%CI
Kim 2012	1.92	0.37	38	1.92	0.27	39	50.5%	0.00(-0.14, 0.14)
Kim 2013	2.01	0.39	32	1.71	0.23	32	49.5%	0.30 (0.14, 0.46)
Total(95%CI)			70			71	100.0%	0.15(-0.15, 0.44)

Heterogeneity: $Tau^2=0.04$; $Chi^2=7.58$, df=1(P=0.006); $I^2=87\%$
Test for overall effect: Z=0.99(P=0.32)

平均値の差
IV, Random, 95%CI

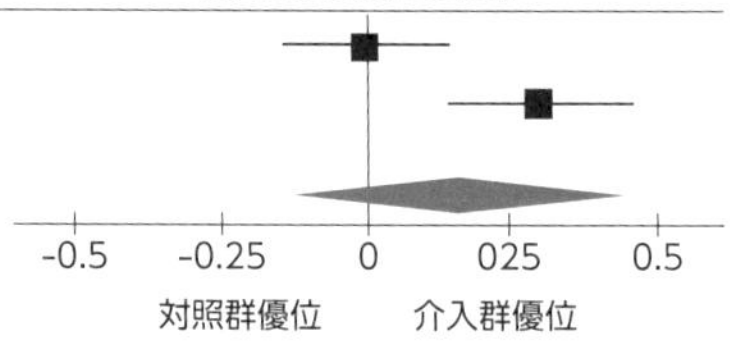

図31　運動＋栄養と栄養のみとの効果を比較したRCTのメタアナリシス（つづき）

文献

1）Yoshimura Y, Wakabayashi H, Yamada M, et al. Interventions for treating sarcopenia: a systematic review and meta-analysis of randomized controlled studies. J Am Med Dir Assoc 2017; 18: 553.e1-553.e16.

2）Kim HK, Suzuki T, Saito K, et al. Effects of exercise and amino acid supplementation on body composition and physical function in community-dwelling elderly Japanese sarcopenic women: a randomized controlled trial. J Am Geriatr Soc

2012; 60: 16-23.
3) Kim H, Suzuki T, Saito K, et al. Effects of exercise and tea catechins on muscle mass, strength and walking ability in community-dwelling elderly Japanese sarcopenic women: a randomized controlled trial. Geriatr Gerontol Int 2013; 13: 458-65.
4) Kim H, Kim M, Kojima N, et al. Exercise and nutritional supplementation on community-dwelling elderly Japanese women with sarcopenic obesity: a randomized controlled trial. J Am Med Dir Assoc 2016; 17: 1011-9.
5) Zdzieblik D, Oesser S, Baumstark MW, et al. Collagen peptide supplementation in combination with resistance training improves body composition and increases muscle strength in elderly sarcopenic men: a randomised controlled trial. Br J Nutr 2015; 114: 1237-45.
6) Rondanelli M, Klersy C, Terracol G, et al. Whey protein, amino acids, and vitamin D supplementation with physical activity increases fat-free mass and strength, functionality, and quality of life and decreases inflammation in sarcopenic elderly. Am J Clin Nutr 2016; 103: 830-40.
7) Sugawara K, Takahashi H, Kasai C, et al. Effects of nutritional supplementation combined with low-intensity exercise in malnourished patients with COPD. Respir Med 2010; 104: 1883-9.
8) Rydwik E, Lammes E, Frändin K, et al. Effects of a physical and nutritional intervention program for frail elderly people over age 75: a randomized controlled pilot treatment trial. Aging Clin Exp Res 2008; 20: 159-70.
9) Swanenburg J, de Bruin ED, Stauffacher M, et al. Effects of exercise and nutrition on postural balance and risk of falling in elderly people with decreased bone mineral density: randomized controlled trial pilot study. Clin Rehabil 2007; 21: 523-34.

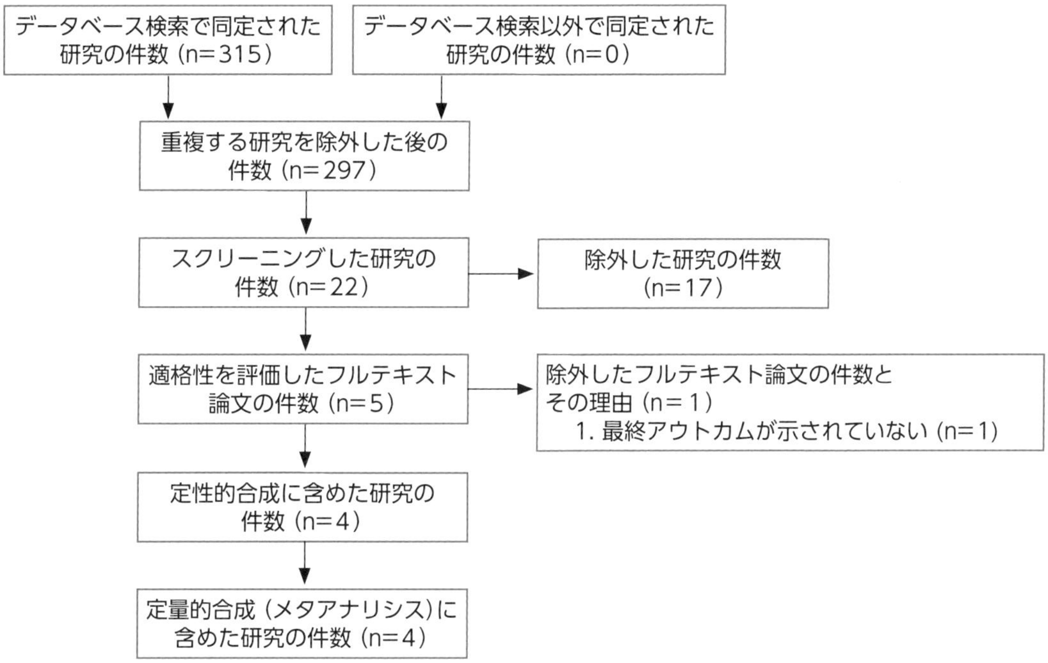

図 32　第 4 章 -CQ4 のシステマティックレビューに使用した論文の抽出過程

Yoshimura Y, et al. J Am Med Dir Assoc 2017; 18: 553. e1-553. e16.

Keywords

sarcopenia, nutrition, exercise

Outcomes

disability, mortality, fall, fracture, physical function, physical performance, muscle mass, muscle strength, grip strength, gait speed, walking speed, quality of life

CQ5 二次性サルコペニアに対する介入は原疾患に有効か？

ステートメント

- 乳癌と前立腺癌の患者では運動が骨格筋量，身体機能の改善に有効である。
  （エビデンスレベル：非常に低，推奨レベル：弱）。
- COPD患者ではアミノ酸補充が身体機能の改善に有効である。
  （エビデンスレベル：非常に低，推奨レベル：弱）。
- CKD患者では運動により身体機能の改善が期待できる。
  （エビデンスレベル：非常に低，推奨レベル：弱）。
- 慢性心不全患者では運動やテストステロン補充により身体機能の改善が期待できる。
  （エビデンスレベル：非常に低，推奨レベル：弱）。
- 骨粗鬆症患者ではテストステロン補充により骨格筋量の増加が期待できる。
  （エビデンスレベル：非常に低，推奨レベル：弱）

解説

二次性サルコペニアをきたす疾患としては，癌，COPD，CKD，心不全，骨粗鬆症などがあげられる。サルコペニアの改善を目指す介入を行ったときに，原疾患が改善されるか否かについて検討した。

まず，癌治療におけるサルコペニアの改善を目的とした臨床試験結果の報告は少ない。癌患者にビタミンDやβ-ヒドロキシ-β-メチル酪酸（HMB）の補充は筋肉量の上昇あるいは筋肉量減少予防に効果的であるとの報告[1]や，乳癌治療中に適切に行う運動によって筋肉量の減少を抑えることができるとする報告がある[2]。また前立腺癌患者でアンドロゲン抑制療法を2ヵ月以上施行中の患者57人をレジスタンス+有酸素運動群29人，通常ケア群28人に分けて12週間の指導を行ったRCTでは，運動群の骨格筋量（全身，下肢，上肢），筋力，歩行機能の改善が通常ケア群より有意に改善された[3]。

COPD改善のための呼吸リハビリテーションや身体的トレーニングにより体重増加，骨格筋量上昇，筋力や運動能力の向上が示されている。40歳以上のサルコペニアを合併した重症COPD患者32人を4g/bidアミノ酸群16人，プラセボ群16人に分けて，4週，12週後の変化を調べた結果，体重6kg増加，除脂肪量（FFM）3.6kg増加，身体活動量増加，認知機能改善，健康状態の改善が観察され，COPD患者に対するアミノ酸補充の包括的効果が認められた[4]。

CKDにはサルコペニアが合併しやすく，CKD重症度の進行に伴いサルコペニアの有病率が上昇する[5]。運動，アミノ酸，ビタミンD補充はCKD患者の不活動性やサルコペニア改善に有効である[6]。実際，無作為に抽出したCKD Stage3および4の患者119人を運動指導群65人，通常ケア群54人に分けて12週間追跡した結果，6分間歩行は運動指導群で19％改善され，通常ケア群で10％低下（$p < 0.001$），

椅子立ち上がりは，運動指導群で29％改善され，通常ケア群で0.7％改善（$p < 0.001$）と，運動プログラムはCKD患者の身体機能と患者のQOL改善に有効であった[7]。

慢性心不全患者における心機能低下による身体活動の制限は筋肉量の減少や筋力の低下をもたらし，高齢慢性心不全患者の約20％はサルコペニアを合併する[8]。サルコペニアおよび心機能低下の改善を意図した治療法としては，栄養補充，運動，ホルモン補充があげられるが[9]，高タンパク質食や必須アミノ酸補充による慢性心不全患者の体重増加効果が示され[10]，運動指導によりミオスタチンの減少，有酸素能力の向上効果が認められた[11, 12]。また，慢性心不全患者のテストステロン不足は筋力減少と関連するが，テストステロン補充による歩行機能や筋力の改善が示された[13]。ほかにも，成長ホルモン，グレリン，ビタミンDの効果が報告されているが，ACE阻害薬やARB，β遮断薬のサルコペニアに対する効果については十分なエビデンスはない。

骨粗鬆症は筋肉量減少や筋力低下と密接に関連する。骨折経験があり，骨密度が低く，血中テストステロン値が低いフレイル男性131人（平均年齢77.1 ± 7.6歳）を，テストステロンを5mg/日補充する群とプラセボ群に分けて，12～24ヵ月間観察した。その結果，テストステロン補充群は大腿骨頸部骨密度が1.4％上昇，腰椎骨密度が3.2％増加した。また，筋肉量が増え脂肪は減少したが，プラセボ群との間に運動能力の差はみられなかった[14]。さらに，骨量減少の女性38人（平均年齢56.0 ± 8.00歳）を対象に，アレンドロネート5mg/日とカルシトリオール0.5 μg/日を6ヵ月間投与したところ，IL－6は56.5％低下，腰椎骨密度は2.62％上昇，握力は33.5％増加し，骨量減少の女性の治療にはアレンドロネート5mgとカルシトリオールによる治療が骨密度とともに骨格筋の増加効果を示すことが明らかとなった[15]。

文献

1）Mochamat H, Cuhls M, Marinova S, et al. A systematic review on the role of vitamins, minerals, proteins, and other supplements for the treatment of cachexia in cancer: a European Palliative Care Research Centre cachexia project. J Cachexia Sarcopenia Muscle 2017; 8: 25-39.
2）Hojan K, Milecki P, Molińska-Glura M, et al. Effect of physical activity on bone strength and body composition in breast cancer premenopausal women during endocrine therapy. Eur J Phys Rehabil Med 2013; 49: 331-9.
3）Galvão DA, Taaffe DR, Spry N, et al. Combined resistance and aerobic exercise program reverses muscle loss in men undergoing androgen suppression therapy for prostate cancer without bone metastases: a randomized controlled trial. J Clin Oncol 2010; 28: 340-7.
4）Dal Negro RW, Aquilani R, Bertacco S, et al. Comprehensive effects of supplemented essential amino acids in patients with severe COPD and sarcopenia. Monaldi Arch Chest Dis 2010; 73: 25-33.
5）Moon SJ, Kim TH, Yoon SY, et al. Relationship between Stage of Chronic Kidney Disease and Sarcopenia in Korean Aged 40 Years and Older Using the Korea National Health and Nutrition Examination Surveys (KNHANES IV-2, 3, and V-1, 2), 2008-2011. PLoS One 2015; 10: e0130740.
6）Hirai K, Ookawara S, Morishita Y. Sarcopenia and physical inactivity in patients with chronic kidney disease. Nephrourol Mon 2016; 8: e37443.
7）Rossi AP, Burris DD, Lucas FL, et al. Effects of a renal rehabilitation exercise program in patients with CKD: a randomized, controlled trial. Clin J Am Soc Nephrol 2014; 9: 2052-8.
8）Fülster S, Tacke M, Sandek A, et al. Muscle wasting in patients with chronic heart failure: results from the studies investigating co-morbidities aggravating heart failure (SICA-HF). Eur Heart J 2013; 34: 512-9.
9）Collamati A, Marzetti E, Calvani R, et al. Sarcopenia in heart failure: mechanisms and therapeutic strategies. J Geriatr Cardiol 2016; 13: 615-24.
10）Rozentryt P, von Haehling S, Lainscak M, et al. The effects of a high-caloric protein-rich oral nutritional supplement in patients with chronic heart failure and cachexia on quality of life, body

composition, and inflammation markers: a randomized, double-blind pilot study. J Cachexia Sarcopenia Muscle 2010; 1: 35-42.
11) Lenk K, Erbs S, Höllriegel R, et al. Exercise training leads to a reduction of elevated myostatin levels in patients with chronic heart failure. Eur J Prev Cardiol 2012; 19: 404-11.
12) Cunha TF, Bacurau AV, Moreira JB, et al. Exercise training prevents oxidative stress and ubiquitin-proteasome system overactivity and reverse skeletal muscle atrophy in heart failure. PLoS One 2012; 7: e41701.
13) Caminiti G, Volterrani M, Iellamo F, et al. Effect of long-acting testosterone treatment on functional exercise capacity, skeletal muscle performance, insulin resistance, and baroreflex sensitivity in elderly patients with chronic heart failure a double-blind, placebo-controlled, randomized study. J Am Coll Cardiol 2009; 54: 919-27.
14) Kenny AM, Kleppinger A, Annis K, et al. Effects of transdermal testosterone on bone and muscle in older men with low bioavailable testosterone levels, low bone mass, and physical frailty. J Am Geriatr Soc 2010; 58: 1134-43.
15) Park JH, Park KH, Cho S, et al. Concomitant increase in muscle strength and bone mineral density with decreasing IL-6 levels after combination therapy with alendronate and calcitriol in postmenopausal women. Menopause 2013; 20: 747-53.

Keywords

secondary sarcopenia, treatment, rehabilitation, primary disease, underlying disease, exercise, nutrition, nutritional supplementation, osteoporosis, BMD, heart failure, COPD, end-stage renal disease, chronic kidney disease, cancer, liver failure

サルコペニア診療ガイドライン 2017 年版 一部改訂
2020 年 4 月 3 日　第 1 版第 1 刷発行

編　集　サルコペニア診療ガイドライン作成委員会
発　行　一般社団法人日本サルコペニア・フレイル学会
国立研究開発法人国立長寿医療研究センター
［連絡先］
一般社団法人日本サルコペニア・フレイル学会
〒 100-0003 東京都千代田区一ツ橋 1-1-1
パレスサイドビル
株式会社毎日学術フォーラム内
TEL 03-6267-4550　FAX 03-6267-4555
E-mail：maf-jasf@mynavi.jp
制作・販売　ライフサイエンス出版株式会社
〒 105-0014 東京都港区芝 3-5-2
FUSE BLDG. 1 6F
TEL 03-6275-1522　FAX 03-6275-1527
http://www.lifescience.co.jp/
印　刷　三報社印刷株式会社

ISBN 978-4-89775-410-9　C3047